SHODENSHA SHINSHO

「スーパー名医」が医療を壊す

村田幸生
神鋼病院内科部長

祥伝社新書

まえがき

「医療崩壊」が叫ばれはじめて久しい。

実際現場では、習得すべき医療技術の高度化、複雑かつ精緻になる一方の治療レベルにマン・パワーが追い付かず、いたるところで人手不足をきたしている。結果、医師も看護師も超過勤務で疲労困憊し、青息吐息である。

それに加えて、以前は考えられなかったような理由での医療訴訟や、訴訟にまでは至らなくとも、患者さんとのトラブルは増える一方で、医者の心は折れかかっている。それでも患者さんの喜ぶ顔が見たいという思いだけで、ぎりぎり踏みとどまっているというのが実情だ。

ところが一方で、ドラマやマンガの架空の世界では、「スーパー名医」たちが大活躍、軒《のき》並《な》み高い人気を誇っている。架空の世界だけでなく、町の書店でも、「名医紹介本」「医者ランキング本」が、所狭《ところせま》しと並べられている。われわれ現場の医師から見ると、まるで現実感がない。このギャップは、どこから来るのだろうか。今日の医療崩壊を救うのは、はたして超人的な「名医」なのだろうか。

わたしは名医ではないが、（たぶん）ヤブ医者でもない、どこにでもいる平凡な一勤務医にすぎない。だが、医療崩壊を止めることができるのは、有名な大学教授や医療評論家でもなければ、「神の手」を持つ名医でもなく、医者の大部分を占めながら特に名を知られることもなく、日々患者さんと接している普通の医者たちであることは、間違いないと確信する。

なぜなら、患者の思いを一番近いところで見聞きし、彼らの不満不信の実態を一番よく分かっているのは、ほかならぬ現場の医者たちだからだ。その意味で、ドラマ『コード・ブルー』で発せられるセリフ「答えは現場にしかない！」は、まさに至言である。

結論からいえば、医療崩壊を止めるためには、医者を増やしたり制度を変えたりといったハード面をいじるのではなく、人の気持ちの持ちようという「心」の問題、つまりソフト面を変えていくしかない。

たとえば、「病院で患者が亡くなると、遺族はなぜ医療ミスを疑い、医者に不審の目を向けるのか」「なぜ救急で入院してきて、最高レベルの治療が受けられなかったという理由で訴えたくなるのか」「誰もが延命治療を拒絶すると言っておきながら、自分の親になると一分一秒でも長生きさせたいと思うことの矛盾」――これらは、医療現場のみならず、日本人全体が、医療とは何か、人の死とは何か、というレベルにまで一度降り立って考え直さない限り、解決はむずかしい。このままでは、医者と患者の信頼関係は崩壊し、もう医療行為そのものが成り立たない時代が来るかもしれない。

だが、こうしたソフト面について書くことは、ハード面について書くより、はるかに厄介である。本書では、少しでも親しみやすいように、各章で、みなさんの馴染みのある医療ドラマを一つか二つずつ取り上げ、なおかつ現実の問題を考える形式をとってみた。真剣に、しかし深刻にならず、じっくり考察していきたいというのが本書である。

簡単に答えの出ない問題ではあるが、この本を読めば、みなさんもきっと「人生における医療の意味づけ」「医療に求めるべきもの」を、自分なりに見直し始めるだろう。

最終章を読み終わるころには、みな自分の人生を振り返り、遠くに住む両親の声が無性に聞きたくなり、家族といろいろなことを話しあいたくなっているにちがいない。

平成二十一年十一月吉日

神戸・神鋼《しんこう》病院内科部長　村田《むらた》幸生《ゆきお》

目次

第1章 『白い巨塔』の財前教授は、なぜ訴えられたのか 13

——医者から見た医療訴訟と医療ドラマ

【登場する医療ドラマ……『白い巨塔』『コード・ブルー』】

第2章　「スーパー名医」幻想が医療を壊す

第3章 新研修医制度はどこへ行く 91

——僻地に誰も行かなくなった本当の理由

【登場する医療ドラマ……『ブラックジャックによろしく』『Dr.コトー』】

第4章　医者だけは、過労死してもかまわない？　127

――救急医療はなぜ崩壊したか

第5章　誰が作った「医者性悪説《せいあく》」　151

――なぜ、これほど不信感を持たれるのか

【登場する医療ドラマ……『Tomorrow〜陽はまたのぼる』】

目　次

第6章　高齢者医療の理想と現実

第1章

『白い巨塔』の財前教授は、なぜ訴えられたのか

――医者から見た医療訴訟と医療ドラマ

【この章に登場する医療ドラマ】

『白い巨塔』

原作は山崎豊子《やまさきとよこ》。『白い巨塔』は六五年、『続・白い巨塔』は六九年、それぞれ新潮社刊。天才外科医で野心家の財前五郎《ざいぜんごろう》と、無欲で研究一筋の内科医・里見脩二《さとみしゅうじ》という生き方の対照的な二人の医師を中心に物語は進行するが、中でも財前の手術をめぐって争われる医療裁判が全編の大きなハイライトを占める。

映画化は六六年（大映）、配役は財前が田宮二郎《たみやじろう》、里見が田村高廣《たむらたかひろ》。テレビドラマ化は四回。なかでも七八年～七九年放映（フジテレビ系列）の田宮二郎版（里見は山本學《やまもとがく》）は、田宮自身の自殺の直前に収録が終わったこともあり、いまだに語り継がれる名作。最近のテレビ化は、〇三年～〇四年（フジテレビ系列）の唐沢寿明《からさわとしあき》版（里見は江口洋介《えぐちようすけ》）。

『コード・ブルー』

サブタイトルは「ドクターヘリ緊急救命」、〇八年七月～九月、フジテレビ系列放映。救命救急センターを舞台に、若きフライトドクター候補生や指導医達、それにドクターヘリに携わる人々の奮闘と葛藤を描いていく。出演者は、山下智久《やましたともひさ》、柳葉敏郎《やなぎばとしろう》ほか。

●医者が無力感にさいなまれるとき

二〇〇九年五月、神戸で新型インフルエンザの感染者が多数報告された。その後、一度は落ちついたかに見えたが、夏以降、新たな患者が続々と報告されている。どこまで猛威をふるうか、予測のつかない状況だ。だが、それにしても、患者が報告された初期のころの騒ぎはすごかった。

その中で、いやはや、われわれ医療機関のなんと無力だったことだろう。

当初、発熱外来指定の病院に受け入れをしぼっていたのが、いくら事態の進展が想定外だったとはいえ、たったの三日で指定病院が対応不能となり「一般病院でも新型インフルエンザを診察するように」との宣言、まことに見苦しい限りだった。

しかし、市民は決してパニックにはならなかった。

「マスクを買い求めて薬局に行列を作るパニック状態の市民」などと書いている新聞があったが、これはパニックでもなんでもない。

パニックというのは正常な社会的行動のできなくなることで、マスクを奪い合って殴り合いをしたり、納豆がインフルエンザに効くというデマが流れて納豆が買い占めにあったり、感染者の出た高校が群集に焼き討ちされたり、という事態をいうのであって、行列を作っている時点で、すでにパニックの定義をはずれている。

わたしの勤務する病院は、神戸市内でも、まさしく日本で初めての感染者たちが出た高校と同じ区にあり、あまりに近すぎて医師も職員もかえって「もう気にしていられない」状態であった。かかりつけの患者さんも予約どおりに来院されるし、医師、看護師は当然としても、技師、事務の方々、受付の方々も、いつもと同じように普通に仕事していた。

むしろパニックというか、ヒステリックな反応を見せたのは周辺の府県のほうだった。県内のある結婚式は、県外からの招待客が出席を取りやめたというので中止になったし、近くの県で、神戸からの旅行者は宿泊お断わり、などという話もあったほどである。

しかし、われわれ医療従事者が無力感にさいなまれるのは、新型ウイルスばかりではない。

ウイルスも怖いが、人のヒステリックな反応や、心のすれ違いはもっと怖い。

頻発する医療裁判、医者に向けられる激しい非難、そして巷間《こうかん》いわれるところの医療崩壊。これらにどう対処していけばいいのか、途方に暮れているというのが実情だ。以前は考えられなかったことである。

新型ウイルスによる混乱が、いわば急性の医療マヒというなら、医療崩壊はゆっくり進む慢性の医療マヒ。そしてわれわれ医者は、みなさんの思っている以上に脆弱《ぜいじやく》かつ無力だ。オタオタし、実はわたしもすぐに泣く。

だが、新型ウイルスの報道の陰に隠れて、最近はやや目立たなくなっているが、医療崩壊はストップしたわけではない。今でもゆっくりと日本中で進行している。

●気がつけばある日被告席

最近も、産婦人科の手術中に妊婦さんが亡くなられて、その執刀医が逮捕、起訴されるという事件（福島県立大野病院事件）があり、二〇〇八年八月、判決が出た（亡くなられた方のご冥福を心からお祈りします）。

判決は無罪だったが、医者として、正直ほっとした気持ちはあるものの、手放しで喜ぶ医者はもちろんいない。それればかりか、言いようのない、釈然としない気持ちが残る。

「この裁判に勝者などいない」と書いている人がいたが、まさにそのとおりだ。

裁判の経緯とその結果以上に医者の心に刺さったのは、遺族の方の発した「医療崩壊だの、医者不足だのを理由にして、（医者の側に）誠意が見られない」という言葉だった。

つまり、医者と患者さんとの信頼関係がここまで崩れてしまっている、このことこそが問題なのだ。このことは、この一例にとどまらず、最近つとに感じるところである。

たとえば夫婦にしても、妻が夫に対して完全に嫌いになってしまったら、もう箸《はし》の持ち方も嫌だろうし、何を言われても言い訳にしか聞こえないだろうし、「夫が頑張ってる姿にすら腹が立つ」状態になる。仕事で疲れきって帰ってきてグッタリしている旦那を見ても、腹が立つだけだ。

要するに「許せないスイッチ」が入ってしまうと、「話し合い」も「歩み寄り」ももう困難だ。

かつてわたしは、このままでは医者と患者の関係も、この「夫が何をしても腹が立つ妻」状態になってしまうのではないかと、ある雑誌のコラムに書いたことがある。

だが、事態はその当時よりはるかに悪くなっている。医者の側からすると、「これでなぜ、訴えられなければならないのか」「そこまで医者は悪者扱いされているのか」と思える事件が頻発している。

自殺をはかった患者、交通事故の被害者が救急の努力むなしく亡くなって救急医が訴えられた事例、手術を拒否してガンが進行した患者の遺族が医者を「説明不足」と訴えた例もある。訴訟にまではいたらないクレームも入れると、その数はさらにふくれあがる。戦々《せんせん》競々《きょうきょう》としている医者もいるだろう。

まさか「訴えられるかもしれないから、治療できない」「いや、訴えられる覚悟でも治療しないから、信じられない」などという水かけ論が医者と患者との間で交《か》わされる時代がくるなんて、いったい誰が予想しただろう。

ＴＶの深夜の報道番組で、ある女性産婦人科医が、一言。

「ありがとうと言って退院していった患者さんが、ビデオ片手に怒鳴り込んでくる。もう患者さんが信じられない」

「患者さんが信じられない」。ああ。とうとう、医者の側が、思っても決して口に出してはいけない言葉、いや、それどころか、思うことすら許されないこの言葉が発せられる時代が、ついに来てしまった。

ただ、医者の場合は、このあと「患者さんが信じられないのに、医者を続けていいのだろうか」と悩む。患者さんを恨むことはない。それが最後の救いだろう。

最近よく、医療関係のブログを見るようになった。

先日も、前述の無罪判決に対する一般の方々の意見がまとめて載っていた。いわく、

「医者はどんどん訴えられて当たり前」

「日本全国に医者に対する怨念が渦巻いている」

などなど。当事者としては、つらくて、とても最後まで読み通せなかった。

ちなみに、わたしはコンピューターが苦手な中年男である。検索していてたまたま見つけたブログは、後日また見ようと思っても見つけ出せない（なさけない）。みなさん、捜してみてください。

自分の職業の批判ブログを読むだけでも、こんなにへこむのである。ましてや自分が訴えられるなどという事態に陥ったとしたら、どうなってしまうのだろう。

医療訴訟は、統計上、ここ数年は増加していないともいうが、問題は数ではなく、質の変化である。病気が治らないと医者を（訴えたいほど）許せない今日の医療観。

なぜ、こんなことになったのだろう？

病気に悩むわが国の高齢者は、今後も激増していくのは間違いない。病院、療養型病院、老健施設など、高齢者の受け入れ先がなく、ハード面でも崩壊しつつあるのに、こんな医療観で超高齢化社会を迎えていいのだろうか。

これらは、医者の増員や医療費の増大、制度の改革で、解決できうるものなのだろうか？

前述のブログでも、最後に管理人の方が「医療の限界」を述べて、多くの医者批判に反論

深刻化する医療訴訟

医療訴訟の処理状況および平均審理期間

年	訴訟の受理件数	判決の出た件数	平均審理期間（月）
1999	678	569	34.5
2000	795	691	35.6
2001	824	722	32.6
2002	906	869	30.9
2003	1,003	1,035	27.7
2004	1,110	1,004	27.3
2005	999	1,062	26.9
2006	913	1,139	25.1
2007	944	1,027	23.6
2008	877	986	24.0

診療科別の医療訴訟件数（2006年）

順位	診療科名	訴訟件数	医師数	医師一人当たりの提訴件数の割合
1位	内科	256	98,232	0.3%
2位	外科	188	34,055	0.6%
3位	産婦人科	161	10,555	1.5%
4位	整形外科	119	24,595	0.5%
5位	歯科	74	162,962	0.0%
6位	小児科	33	32,151	0.1%
7位	精神科	32	13,609	0.2%
8位	眼科	28	12,778	0.2%
9位	泌尿器科	24	8,562	0.3%
10位	耳鼻咽喉科	23	9,499	0.2%

（出典：上下とも最高裁判所「医事関係訴訟に関する統計」）

医療訴訟の件数自体は、この数年は微減傾向にある。だが、質的にはより深刻化しており、訴訟にまでいたらないトラブルの数も確実に増えている印象がある。診療科別では、産婦人科の割合が突出していることがわかる。

されていたが、大量の怒りが渦巻く意見のあとなので、かすんで見えた（それどころか、さらに反論が投稿されたようだ）。

わたしも「医療の限界」を、医者否定派に納得してもらえるように説明できる自信はない。そうはいっても、ゆっくりといくつかのテーマに分けて考えていこう。

●名医ドラマと現実のギャップ

勘違いしないでいただきたいのだが、この本では多くの医療ドラマを取り上げるけれども、「ドラマに、名医観、死生観を学べ！」と言っているのではない。

むしろ逆だ。ドラマと現実のギャップから、誤った医療観を考え直していただきたいのだ。

そもそもドラマとは何だろう？

子供のころならいざ知らず、ある程度の年齢になれば、TVや映画、ドラマの中の話は架空のもので現実とは違う、とみなわかっている。仮面ライダーもウルトラマンも現実には存在しないし、刑事コロンボのような刑事はいない。

そもそもフィクションの世界とは、現実を忘れ、非現実の世界で心を癒《いや》すもの。SF映画を見て、それを現実の職場で生《い》かそうと思う人はいまい。

だが、医療ドラマとなると話は変わる。「医療問題にメスを入れる！」などと「現実」に介入してくるのだ。そしてみな、自分が病院にかかるときの参考にしようとする。

「まさか、そんなことあるはずない」、読者のみなさんはそう反論するかもしれないが、はたしてそうだろうか。

事実、特に名前は挙げないが、ある著名な医事評論家の先生は、その著書の中で、「『白い巨塔』が世に問いたかったのは『医療事故を隠蔽できないようにするには、どうしたらいいのか？』という問いだったはず」と書いておられる。

また、僻地《へきち》に医者が足りない問題に対して「ドラマのＤｒ．コトーを見習え！」とブログで書いている方がいるそうだ。

たしかに名作は、ときに単なる娯楽やフィクションの域を超えて、われわれに感動やメッセージを与えてくれる。その受け取り方は個人差があろうが、『白い巨塔』は本当に「医療事故を隠蔽するな（させるな）」などと、われわれに訴えているのだろうか？

●医者が訴えられるドラマの代表『白い巨塔』

「医者が訴えられる」ドラマといえば、誰もがまず『白い巨塔』を挙げるだろう。

文字どおり「医療ドラマの大巨塔」的存在になったこの作品、登場人物やストーリーはおおよそご存知のことと思うが、ストーリーの骨子部分を簡単に紹介させていただこう。

浪速《なにわ》大学の食道ガン手術の若き権威、財前《ざいぜん》五郎《ごろう》教授は食道噴門《ふんもん》ガンの患者の手術をすることになった。ただ術前、患者の胸部X線に陰影が見られた。が、財前はこれを古い結核巣と判断して、内科の助教授、里見《さとみ》修二《しゅうじ》の再三にわたる精査のすすめにもかかわらず、それ以上の詳しい検査をしなかった。手術は成功する。だが術後、明らかに胸部の異常が見られた。にもかかわらず、財前はたんなる「術後肺炎」と考えて抗生物質の投与を受け持ち医に指示したまま、事前の予定どおり、海外の会議に出かけてしまう。だが胸部の異常は、転移していた肺のガン病巣の増大によるものだったことが判明する。患者は手術の二十一日後、財前の出張中にガン性胸膜炎で死亡する。納得できない遺族は財前を提訴。裁判で、里見は大学、家族の反対を押し切って、原告側の証人として証言台に立つ。一審の判決は財前の無罪。遺族は控訴、裁判は続く。

あえてコメントを加えるならば、二〇〇四年度のTV版では、控訴審で財前教授が責められるポイントのひとつが「手術以外の選択肢の説明、インフォームド・コンセント（患者さんの同意を得ること）不足」と現代風にアレンジされていた。

しかし考えてみれば、医療ドラマの代表格といいながら、主人公が訴えられ、全編ずっと裁判が続くストーリーなど、実はこの作品以外の医療ドラマにはないのである。

さて、『白い巨塔』といえば、主人公の財前教授と並ぶ一方のヒーローが「名医」里見助教授だ。財前が傲岸不遜《ごうがんふそん》で名誉欲のかたまりなのに対して、無欲で誠実な里見。一審の判決のあと、大学を追い出されてしまう悲劇の副主人公。

正確に言えば、右に書いたストーリー要約は、原作の『白い巨塔』『続・白い巨塔』のうち、『白い巨塔』の後半以降の話である。前半は、まだ助教授である財前が、金やらコネやら権謀術数を尽くして選挙を勝ち抜くまでが描かれ、手段を選ばず名誉を求めるその人間性が活写される。

「まあ世間の会社では、上司とウマがあわなくとも、策謀をめぐらせて昇進なんてこと、現実にいくらでもあるんだろうなあ」などと中年になった今でこそ思うが、なんといっても医者は聖職、財前のように金をばらまいている時点で読者はダメ出しをするであろう。

教授選挙のあと、東《あずま》教授が吐く「ここまでして教授になった彼が、将来どういう医者になるのか見届けたい」というセリフが実は見事な伏線となって、その後の訴訟ストーリーになだれこんでゆくのである。

そのため、裁判では財前教授と被告側弁護士が「悪」、里見助教授と遺族、遺族側弁護士が「善」という対立図式で描かれるが、見ていてまったく違和感がない。

ほとんどの医者は、おそらく医学生のころ原作を読み、「将来里見助教授のような誠意ある医者になろう！」と思うのではないかと思う。当時のわたしもそうだった。

●里見助教授は、正義の味方か

わたしが医者になって三年目のことだ。何かをきっかけに医者仲間で『白い巨塔』を話題にして討論したことがある。そのとき、ある先輩が、

「里見っておかしいよ。いくら検査を追加したって、良性悪性の診断は一〇〇%ではないとぐらい医者ならわかっているはず。実際、開《あ》けてみなければわからないということはいくらでもある。結果だけ見て責め立てるのはおかしいよ。財前は肺の影を見落としたわけじゃなく、良性と判断したのだから、それはそれでひとつの術前診断だ」

そう言われて原作を読み直してみると、たしかにすでに医学生のころとはまったく目に映

る光景が違うのだ。

うまく言葉で表わせないが、とにかく「変」なんである。里見助教授の言葉は清く美しく正しい。だが何か現実感がない。

このもやもや感は、現在でも続いている。

二〇〇四年のＴＶ版では、里見は、やたら術前の胸腔鏡《きょうくうきょう》検査を財前にすすめるのだが、それについても知り合いの外科医いわく、

「胸腔鏡ねえ……。噴門ガンの手術を遅らせてでも胸部の検査をしたほうがよかったかのような設定だけど、術前に見えるか見えないかの小さな転移がわかったとして、外科医が原発巣の手術を先延ばしにするかな？　すべての場合とはいわないが、原則、小さな転移があっても原発巣の手術を急ぐべきだよ。何もしなかったら、噴門ガンが大きくなって胃の入口を閉塞し、経口で食事がとれなくなるじゃないか！　転移だって進むだろう。ドラマで財前が『手術をわざわざ延期して患者に負担のかかる検査をしろというのか』と言っていたと思うけど、同感だね」

まあ医学的な突っこみはきりがないのでこれくらいにして、ハード（技術）ではなくソフト（心）の部分を書こう。

ここでもう一度、里見の主張のポイントを整理しよう。この小説を未読の方、およびドラマは見たが、「財前が悪いやつなのは覚えているけど、何を責められているんだったか覚えていない」という方、ここは必読である。

全編通じて、里見は財前の手術技術ではなく、術前術後の管理の不備を責めている。特に一番問題としているのは、術前の画像診断および検査不足だ。

財前は術前の胸部陰影を良性と考え、里見はガンの転移の可能性ありと考えた。

だから里見は、原作では断層撮影（当時はまだCTがなかったから）を、二〇〇四年度版ドラマでは、主治医の柳原《やなぎはら》がCTまで撮っていたので、さらにその上の胸腔鏡検査をしつこくすすめたわけだ。

結果としては、里見の診断が正しかった。

だが、われわれ医者は、里見のように財前を責められるだろうか？

CTやMRIを撮れば、はっきり白黒診断がつくと思っている方は多い。だが、同じ写真でも、読影する医者によって意見が異なることもあれば、「××という病気だとも、そうでないとも、どちらともいえない」ということは、実はとても多い。

そしてそれは、別の検査を新たに追加しようが同じことなのだ。

最終的に診断や治療方針を決めるのは画像や数字ではなく、血の通ったファジイな人間の、経験に基づくカンのようなものによるところが大きい。術前診断が一〇〇%はっきりしないと手術してはいけないなどと言うと、どんな手術もできなくなってしまうだろう。

里見の多くの発言は、誠意、心を大事にしている一方で、人間（というか医者）の「ファジイ」さ、もっというと医学の限界を無視してるので、何かもやもやするのだろう。

人間は機械ではない。

また里見は、すぐに医学的意見を財前に直接話しにいくが、前述の先輩いわく、
「社会人としても、里見の行動はおかしいよ。たとえ同級生といえども、自分の目上の人間の部屋にアポもとらずに、突然入っていって意見するなんて。専務になった同級生の部屋に、部長が突然入っていって意見するか？　言いたいことがあるなら、術前のカンファレンスに出席して、みんなに意見を聞くべきだ」

他にも里見の行動は、社会人として「？」なことが満載なのだが、前段の教授選挙のくだりで、研究を大事にして名誉や金を求めない里見の姿を読者や視聴者は刷《す》りこまれているので、少々変なことをしても「これも清貧、実直であるがゆえだなあ」とみんな納得してしまう。おそるべし、山崎先生の筆力！

正しいことを言っているかもしれないが、しつこくて刑事コロンボ状態の里見。これでは財前も「もう少し検査しようか」とちらっと思っても、逆にその気をなくすのではないだろうか。

そういえば自分の上級医でもないのに、しょっちゅう里見に「どうなってるんだ」とチェックしに来られて、柳原主治医もさぞストレスであっただろう。そっちのほうがミスを誘発しそうだ（大体、なんで里見だけにそんな時間があるんだろう）。

●医者からは理解できない里見の行為

また里見は、裁判に出てまでも、財前に非《ひ》を認めさせようとした。もちろん里見が訴えたわけではないが、「ぼくにしか証言できない」と言って、家族の反対まで押し切って裁判に出る。里見の財前に対するその後の攻撃の執拗さは、異常ですらある。これでは、たんに正義感に基づくものではなく、何か財前に個人的感情があったのではないかと勘ぐられても仕方あるまい。

いったい、里見は何がしたかったのだろう？

医療の目的は、患者さんおよびその家族の「喜ぶ顔」を見ることにある。だとすれば、臨終の際に、肺炎だと思い込んでいる家族の前で「肺炎じゃなくてガン性胸膜炎だったのですね」などと主治医でもないのに口に出す里見の行為は、わたしはとても称賛できない。

これでは、家族に向かって「さあ、お別れを言いましょうね」と言っている主治医の横で「本人に聞こえるわけないじゃないか！」と言っているようなもので、正しいことを言えばいいというものではない。

人間の臨終とは、自分のためと言うよりは家族のためのものなのかもしれない。家族が「ああ、父さんはいい人生だった。おれも残りの人生頑張ろう」と思えればいいのだ。

最近の多くの医療訴訟を見ていると、家族の怒りは医学的是非よりも「いい幕切れ、いい人生だった」と思えないことが、ベースにあるように思う。

この場合、里見も、家族には「主治医も全力を尽くしました。残念ながら転移巣が大きくなったけど、日本一の名医の手術は完璧でしたよ。さあ、お別れを言いましょうね」と、家族の精神的苦痛をとってあげるのが医者のつとめではないだろうか？

そしてそのあと、財前には、個人的に、

「おまえの検査、説明不足だ！　これをミスと考えるべきかどうか、おれからは言わんが、おまえから遺族に説明しろ！　今回のことをよく反省して、これからの医療に生かせ！　これから先、多くの命を救うことにより一生かけてつぐなえ！」

と怒り、財前が反省するようにもっていけばよかったのだ、というのが中年の指導医になってしまった（かつては里見にあこがれていた医学生のなれの果ての）今のわたしの意見だ。

●実は、財前は財前で最善を尽くしていた

ストーリー上「ひどいやつ」というイメージだが、財前ははたして「悪人」なのだろうか。少なくとも噴門ガンの手術に関しては、患者さんの命を救おうとして全力で手術したのであり、それ自体は成功したのだ。「こりゃ助からない、おれの成績にならないや」と手術に手を抜いたりしたわけではない（一方、里見は具体的には患者さんに何も与えていない）。

結果論で言えば、いくらでも突っこめても、その時点では、医者はみな自分が患者さんに「最善」と思うことをしているわけだ。

もちろん意見がぶつかりあうこともある。そのために術前カンファレンスというものがあるのだ。

ネット上に「(ドラマでは）里見は財前に『これが転移に見えるか』と写真を突きつけら

れて（そのとき）何も言えなかったくせに、結果として転移だったからといって責めるのはおかしい」という書き込みがあった。そういえばそんなシーンもあったような。

と考えると、「悪」のイメージが強いが、財前はそんなに悪いやつではないかもしれない。たとえばドラマの後半、同様の手術のときに、前の失敗を思い出してか、術後に患者のところに駆けつけている。傲慢どころか、小心でさえある。本当に傲慢な人間は、自分を変えない。

わたしが大学で研究していたころだ。アルバイトで行っていた民間病院に、とても患者さんに厳しい医者がいた。その医者が腹痛で緊急入院し、わたしはお見舞いに行って、「どうです。先生もこれで患者さんの痛みというものがわかったでしょう」と声を掛けたが、その先生の答えは、こういうものだった。

「何を言うか！　おれの患者たちより、おれのほうがずっと痛い思いをしたわい」

それを聞いてわたしは呆然としつつ、やっと気がついた。よくドラマで、病気になり自分が患者の立場になって改心する医者が出てくるが、それはもともとがいい人なのだ。本当に自己中心な人間はそのことに気がつくことすらなく、何があっても変わらない（変われない？）。

わたしは高校生のときに、田宮二郎《たみやじろう》が演じたTVの『白い巨塔』を最終回だけ見た。

最終回で病床の財前は、里見の手をにぎりしめ、

「里見君、ぼくは間違っていた……」

と患者や遺族への傲慢な態度を後悔していたのだ。その最終回放映の時点で、すでに亡くなっていた故・田宮氏の迫真の演技は、今も記憶に焼きついている。

いっぽう、二〇〇四年のTV版における唐沢寿明《からさわとしあき》の財前も、病に倒れてから里見に、

「(どの患者にも) ぼくなりに最善を尽くしてきたんだ!」

と、言っていた。

こう見ると、財前も、けっこういい人間にも見えてくる。

まあ、とはいえ「ひでえやつだな」と思うような場面(研修医に対する態度など)も多々出てくるわけだが。

だが、問題はそこではない。ある方も書いていたが「患者さんの治療の結果と、医者の善悪は関係ない」(医者が性格悪くていいという意味ではない!)のだ。

●では、財前教授はなぜ訴えられたか？

財前教授はなぜ訴えられたか。

みなさん、勘違いしてるようだが、「転移を見落としたから」ではない。それは裁判の争点のひとつではあるが、出発点ではない。訴えた時点では、遺族はそんな医学的なことは知らない。

「せっかく手術は成功したのに、なぜ術後二十一日で亡くならねばならなかったのか？　防ぐことはできなかったのか？」という遺族の無念の思いが出発点である。

原作の、裁判を起こす直前の遺族の叫び、

「あの先生はひどい！　手術以外何もしてくれなかった！」

わたしはここにこそ、原作者のメッセージが込められていると感じた。事実、財前は術後は担当医にまかせきりで、一度も患者の診療をしなかった。

原作の舞台が昭和三十年代の、まだＣＴやＭＲＩや、高度な内視鏡技術のない医療成長期であることを考えると、「技術の未熟さ」ではなく「技術は完璧」なのに訴えられたという設定は、注目に値する。

財前が、自分の出世や名誉欲のために、新たな術式に強引に挑み、手術が失敗するという設定のほうが、医学サスペンスとしては迫力ある小説になったかもしれない。だが、山崎豊子先生はあえてそうしなかった。だからこそ、医学小説の枠《わく》をこえた不朽の名作となったのだとわたしは思う。

手術は完璧であり、手術中に医療ミスや医療事故で患者が亡くなったわけではないのだ。むしろ財前教授の腕でなければ、病巣を取りきれなかったり、術後に縫合不全や合併症を起こしていたかもしれない。

にもかかわらず、なぜ訴えられなければならなかったのか、という原作に込められた意味を、われわれ読者はもっとじっくり考えるべきである。

つまり、たとえ技術が一流でも、それ以外の部分を大事にしなければ「名医」ではない、と言ってるわけだ。天才スーパードクターを名医として描くドラマとは、一線を画しているのである。

アメリカの医療ドラマのように手術だけして去っていく「技術屋」ではない、「術前術後の管理も手術のうち」という実に日本人的な発想である。

つまり『白い巨塔』の場合は、手術それ自体は問題がなかったかもしれないが、術前の診断、術後の処置を通じて、そこに患者に対する誠意が見られず、逆に患者を見下したようなおざなりな態度に終始していたことに、遺族は怒りを爆発させたのだ。

誠意なき技術は無力。

そう、裁判でも財前は「術前診断は、結果として間違っていたとしても、そのときの治療チームの診断であり、そのときにできる最高のことを全力でしました」という誠意を遺族に説明すればよかったのだ。すなわち、肺の陰影を転移と診断しなかったことを認めれば問題なかった。だが、自分が転移と思ってなかったことを隠そうとして、実は悪性を疑って写真撮影を申し込んだが人手不足でできなかった、とかなんとかとウソにウソを重ねてしまったために、第一審では勝訴するも、控訴審では、証言の矛盾が次々と暴かれて、自分の首をしめることになってしまった。

山崎先生はこの作品を通じて「医者は診断ミスをするな」とか「術中にミスをするな」などと言っているわけではないのだ。

でも『白い巨塔』以来、「手術のあと患者さんが悪くなれば、医者がミスをしたのではないか。ミスを隠しているのではないか」というイメージが出来上がってしまったようだ。

現実に手術が失敗すれば、それだけで執刀医が訴えられかねない日々が来てしまった。

前述の著名な評論家は「(医者が手術ミスを隠せないようにするために)手術室にビデオ

カメラを設置することを義務付ける必要があるのではないでしょうか」とまで言っている。

だが、何度も言うように、財前は、手術中にミスをしたのではない。

山崎先生はそんなことを言っているのではなく、「技術、名声のみ、手段を選ばず追い求めてると、一流になっても価値はありませんよ」と言われているのではないか。

みなさんはどう思われるだろうか。

●「転送判断」で医者が訴えられる時代

さて、少し現実に目を向けてみると、ずいぶん医療訴訟の内容は変容しているようだ。

たとえば「救急で受け入れた患者を心筋梗塞と診断し、循環器専門医のいる病院へ転送しようとしているうちに急変してしまい、転送するまでの時間がかかりすぎたとして、病院が訴えられる」という裁判があった。

手術ミスでなく「術前の診断ミス」にふみこんだ『白い巨塔』も、当時としてはすごかったが、「患者を他の高次医療機関へ転送するか否《いな》かの判断、転送までに要したその時間の結果責任」にまで訴訟の対象が広がる時代が来るなんて、山崎先生も予想していなかったのではないだろうか。

本稿では、現実の医療裁判を医学的、法的に検証する気は毛頭ない。判決や遺族の気持ちに異《い》を唱えるものでもない。

あくまで、医者がそれらをどうとらえるか、また最近問題となっている「転送判断」や「急患の受け入れ不能」に対する医者側の気持ち、心の揺れ動きについて考えてみたい。

偶然だが、冒頭に述べた大野病院事件の無罪判決の一週間前、たまたま見ていたあるＴＶドラマの中で、患者の遺族が、救急医への提訴を取り下げるというシーンがあった。そのドラマの救急医は、救急で運ばれてきた妊婦を、母体、胎児ともに救おうとして、両方の命とも救えなかった。そこで遺族は医者を一度は訴えたのだが、その後医者と遺族は和解した。

そのドラマのタイトルは『コード・ブルー』。

ドクターヘリ候補生の研修中の若い医者たちが、指導医、患者さん、ヘリに携わる人たちとのかかわりを通じて、人生と職務の間で揺れ動き葛藤しつつ、救急の現場で奮闘する姿を描くドラマである。

「どうせまた、現実ばなれした救急スーパードクターものだろう……」と考えて、ビデオ録画もせず、とびとびに見られるときだけ見ていたのだが、いや、これがなかなか。登場人物のセリフにすっかりハマってしまった。

病院の設定も現実ばなれしているし、各ストーリーのメインの難手術も必ず成功する、という医療ドラマのお約束事は踏襲されているものの、登場人物のポロッと出す言葉が、含蓄があってなかなかいいんである（例「医療の現場にもしもはないよ……」）。

●救急患者の受け入れ判断が訴訟の対象に

だいたいどの医療ドラマを見ても「これを現実の医療と思われちゃ困る！」と怒って、妻に嫌がられているわたしだが、『コード・ブルー』はなぜか、不愉快でない。

スーパードクターものは、まるでその主人公こそいい医者であると描き、敵対するライバル医者をダメな医者（性格も表情も女癖も悪いことが多い）として描く白黒ハッキリ型が大半である。

だが、『コード・ブルー』は、「これぞいい医者、名医！」「医療はこうすれば一番正しい！」などという押し付けや提示がない。むしろ従来の医療ドラマでは出てこないであろうセリフも飛び出す。

たとえば、こんなセリフ。不幸な女性と女医の役がよく似合うりょうが演じる中堅医師、三井《みつい》先生のセリフ。あちこちに断わられた妊婦を救急で受け、自分の手で母子ともに救おうとして、ともに救えず、訴えられた三井先生。裁判を前に、上司や弁護士との話し合いで、泣きながらこう言う。

「たとえ、何件断わられた患者であっても、（私も）断わるべきでした」

「えっ？」と耳を疑うセリフである。なぜ耳を疑うかと言うと、ふつう医者は「救急を断わらないことが素晴らしい」とされ、ドラマでも、そのとおりに展開されるからだ。

受け入れ先の見つからない救急患者に、手を挙げた病院が治療した結果、訴えられるという事例は多く、われわれ医者の間でもよく討論になる。

ただ、三井先生は訴えられたから「断わるべきでした」と言っているのではなく、純粋に「自分ではなく、高次病院（産婦人科専門医か、医者の人数の多い病院）で治療すれば助かったかも」という意味で言っているのだ。

さて、あらためて現実を見てみよう。

冒頭の妊婦が死亡した大野病院事件の裁判では、検察が「いちかばちかで治療してもらっては困る」と言っていたという。また、遺族は「他の病院なら助かっていたのではないか」とコメントされている。

だが医者としては、裁判で医者が無罪になったかどうかは関係なく、「これで、患者さんは訴えたくなるほど医者が許せない気持ちになるのか……」と思えてしまう。これがつらい。

三井先生の言葉どおり、ハイリスクな手術や処置は、高次病院に送るべきということなのか。しかし、その判断基準はどうするのだろう。

たとえば先にも取り上げた「救急患者を心筋梗塞と診断し、専門医のいる病院に転送しようとしていたところ患者さんが急変してしまい、その結果医者が訴えられる」などという裁判など、医者からすれば驚天動地というしかない。これをどうして防げるというのだろう。全国で医療事故を防ぐ試みはさまざまになされているが、こればかりは想定外である。

われわれ医者の感覚とすれば、「訴えられる」ほどの事態と言えば、「明らかな心筋梗塞を診断できなかった」「診断したが、逆効果の治療をした」「治療方針は正しかったが、薬の量を間違えた」などだ。

だが、転送判断の遅れを訴えられた事件の場合、当直医は心筋梗塞を見落として、その治療をせず放置していたのではない。診断をつけ、専門的治療（心臓カテーテル治療という）ができる病院を探していたのだ。

彼は、彼にできることを最大限行なっただろう。というより、転送までにそのとき自分のできるベストを尽くさない当直医などいないはず（ベストの定義がむつかしいが）。だが、結果は敗訴。心電図を見てすぐに転送先を探すべきだったという厳しい判決である。

この判決を、われわれ現場の医者はどう考えればいいのだろう。医者でないと理解しにくいかもしれないが「すぐに」と言われても救急の現場では、走り回っていてもあっという間に時間が流れてゆくものなのだが……。

この判決に対して、すでに多くの医師たちの匿名の反論がネット上に載った。それに対して弁護士の方が「当事者双方の主張、立証が尽くされたうえの判決である」と声明を出している。法的に興味のある方は読んでいただきたい。

●「力及ばず」と「医療ミス」の違い

有罪無罪に関係なく、われわれ医者は、こういう裁判があったと聞けば、どうしても次のように考えてしまう。

受け入れた救急患者の容態が、より高次な医療機関の治療を要すると診断され、転送しようとして結果間にあわず、遺族から訴えられるということは、搬入されてくる患者が自分の手に余るかもしれない、あるいは専門外の病状かもしれないという場合、とても受け入れるわけにはいかなくなる。だが、救急で受けてみたら、実は専門外であった、しかも専門病院が近隣にない、なんてことは日常茶飯事だ。

これと「いちかばちかでやってはダメ」を組み合わせると、われわれとしては困ったことになる。

たとえば、こんなケース。数年目の若い医者が当直していて、救急患者にある処置が必要だが、彼にはその処置の経験がほとんどない。だが、転送や先輩医師を呼んでいる時間はない。そんなことをしていれば、その間に患者が死んでしまう。このときひとりで処置してよいか。

今までのわれわれ指導医の考えでは、「緊急避難と同じ扱いでOK。だって何もしなければ死んでしまうのだから」だった。言葉は悪いが「何も処置しなければ死んでしまうのであれば、『いちかばちか』の治療も許される」という考えだった。

だが最近の判決では、この考えは否定されているわけだ。

しかし、これだと極論すれば、治療を引き受ける医者は誰もいなくなってしまう。ベテランの医者であっても、もし患者が助からなかった場合、つねにその処置について法的処罰を受ける可能性があることになるからだ。とすると、どの病院も吐血患者が来たら、内視鏡的止血はその病院で一番うまい医者を呼ばねばダメ、ということになってしまう。

もっと言えば、その分野に関して日本一でないかぎり、何もしてはいけないことになってしまう。

医者は「懸命に頑張ったが力及ばず」をミスとは考えていない。

たとえば、わたしが力及ばず、急変患者を蘇生できなかったとする。ガッカリである。つい「おれでなければ、蘇生できていたかも……」などと、ふと思ってしまう。周囲の看護師の視線が冷たく感じる。

でもそこは「またこういうときがあれば、次は頑張ろう！」と思う。みんなそうだと思う。

ところがここで遺族に、

「医療ミスだ！」

「××専門医なら、助かっていたかも！」

「一分でも早く、専門医と交代するべきだった！」

と言われたら。おそらく気持ちは萎《な》えてしまうと思う。

「力及ばず」を経験しない医者などいない。みな自分を責める。

だがそれは「医療ミス」「殺人者」として責められることとは、まったく違う。

●「急患たらい回し」事件に思うこと

ある有名アナウンサーが、一連の医療事件についてこう書いていた。

「(医療)技術は進んだが、医者の心が追いついてない。本当に患者を助けたいという気持ちがあれば、救急たらい回しなど起こらないはず」

実はわたしも、自分の妻に深夜に陣痛がきて、一生懸命車で病院に運んだ体験があるので「妊婦受け入れ拒否事件」などひどいなあ、と最近まで思っていた。

だが今は複雑な心境だ。

ここまで専門性が重視される今、「転送判断の遅れ」を理由に医者の敗訴という判決が出た今、「最善を尽くしたが力及ばず」が認められない今、まったくこれまでの経緯がわからないハイリスクの妊婦さんを救急で受け入れて、母子ともに助からねば訴えられる、というのであれば、よほど自分の腕、スタッフ、設備に自信がなければ、受けられないかもしれない。

受けた後、自分の手に余るとして、より高次の病院に転送しようとしても、それで手遅れになれば訴えられるのだから。

そしてそれは、産婦人科だけでなく、すべての科の重症患者に共通して言えることだ。

にもかかわらず、このアナウンサーのように「たらい回しはダメ。断わる医者はダメな医者」「患者を診《み》るのは医者の使命だ！」と叫ぶ方もとても多い。

では、どうすればいいのだろう？

「ごちゃごちゃいわんと専門外でも診んかい！　あんた医者やろ！」

「とりあえず応急処置だけしたらええやないか！」

これはある患者さんの家族の、救急への電話の、ほんの一例だ。

でも同時に「専門外で力及ばず」は許さないわけだ。どうしろというのだろう。

まあ、このアナウンサーも、現実に何かで自分に訴状が届けば、考えが変わるだろう。

「訴えられる」とは、裁判となれば「犯罪者」として法廷で有罪無罪を問われることなのである。

普通の人間にとっては、ものすごいことではないか。

たとえば、あなたが会社員だとしよう。今までまじめに生きてきた。他人を傷つけようなども思ったこともないし、法を犯そうと思ったこともないあなた。ある日突然、弁護士が現われて「××さんがあなたを訴えました。証拠保全します」と宣言したら。たぶんあなたはあっけにとられて思考停止するのではなかろうか。

訴えられて裁判に負ければ犯罪者？

「えっ、このおれが犯罪者？　なぜ？　誰かを殴ったり蹴ったりしたわけではない。このおれが？　なぜ？」

まあ、普通はこんな感じではないか。

これは医者だってまったく同じだ。他人に訴えられるなんて考えたこともなく、生きてきただろう。学生時代は医学部受験の勉強をし、入学してからは六年間、実習と講義と試験を受けて、医者になってからも、ずっとまじめに毎日毎日働いてきて、突然「訴えられる？」。ガラガラと何かが崩れていきそうだ。

ネット上に、医療関係者が書いたものだろうか、こんな文がある。

「善意と使命感を持って、診療を行なう大多数の医療関係者を、他の犯罪者と同様に取り扱おうとすることは、彼らに許容しがたい心情的苦痛を生み出し、患者への善意を減退させ、患者医者関係の崩壊につながるという点で、倫理的に誤った考えである」

許容しがたい苦痛……、普通の医者ならそうだと思う。

●医者の心が折れる時代

二〇〇八年十月、東京にて、休日に脳出血を起こした妊婦が拠点病院の八つに断わられるという「受け入れ不能問題」が起きた（亡くなられた方のご冥福をお祈りします）。

このケースは多くの論点があるが、「受け入れ」に限って言えば、この章でわたしが書いてきた次元の話ではない。わたしがこの章で書いている「医者側の気持ち」とは、高次病院でない一般病院での救急受け入れの話である。

この事件の患者さんの場合、ちゃんとかかりつけの医院をもち、高次のハイリスク妊婦受け入れ指定病院に断わられたのであるから、なんとも痛ましい話である。

この東京のケースでは、脳外科医、産婦人科医、小児科医、麻酔科医がそれぞれ複数名必要であった可能性があり、そうであれば、仮に平日の昼でもそれだけ緊急でスタッフをそろえるのは至難の業《わざ》である。休日に簡単に受け入れられなかった病院側にも言い分があると思う。だが、この章の論点とはずれるので、これ以上のコメントは差し控えたい。

だが、専門外なのに診察したからと医者が訴えられている時代なのに、片や「妊婦でもまずは一般救急で診てはどうか」という社説が新聞に載っているのだ。一般病院で、ひとりで当直している医者は困惑しているだろう。

しかもこの事件では、一般病院で手に負えない重症患者を高次病院に転送しようとしても、受け入れ先がなかなか見つからないことが示唆されたわけで、いちだんと、「ど、どうすればいいんだよ……」であろう。

患者医者関係のみならず、一般病院の医者と高次救急病院の医者の間にも軋轢《あつれき》が生じそうだ。

産婦人科もハイリスク妊娠に対応するためには二人当直体制をとり、ひとりで無理をしない方向になっているという。だが、産婦人科勤務医の数が激減している今、いつも二人当直できるほどスタッフに余裕がある産婦人科病院が、いったいどれだけあるというのだろう。

産婦人科勤務医の激減について、こういう意見がある。

「訴えられるのが怖いから、産婦人科をやめる、あるいは産婦人科にならない医者が増えるって、プロとしてヤワじゃない?」

これに対する答えとしては、ネット上である医者が書いていた文が、一番近いと思うので、それをわたしなりに意訳して紹介しよう。

減りつづける産婦人科医

医師総数と産婦人科医師数の年次推移

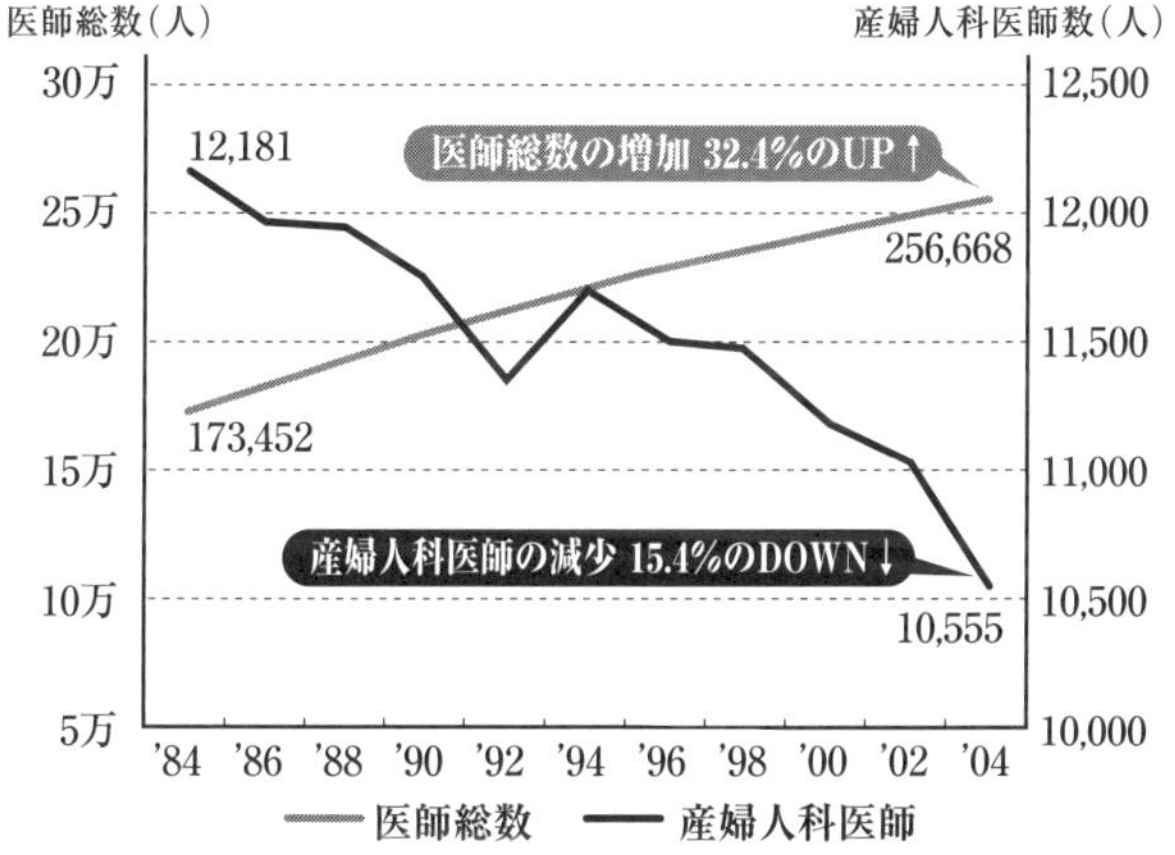

産科医師・婦人科医師数の年次推移

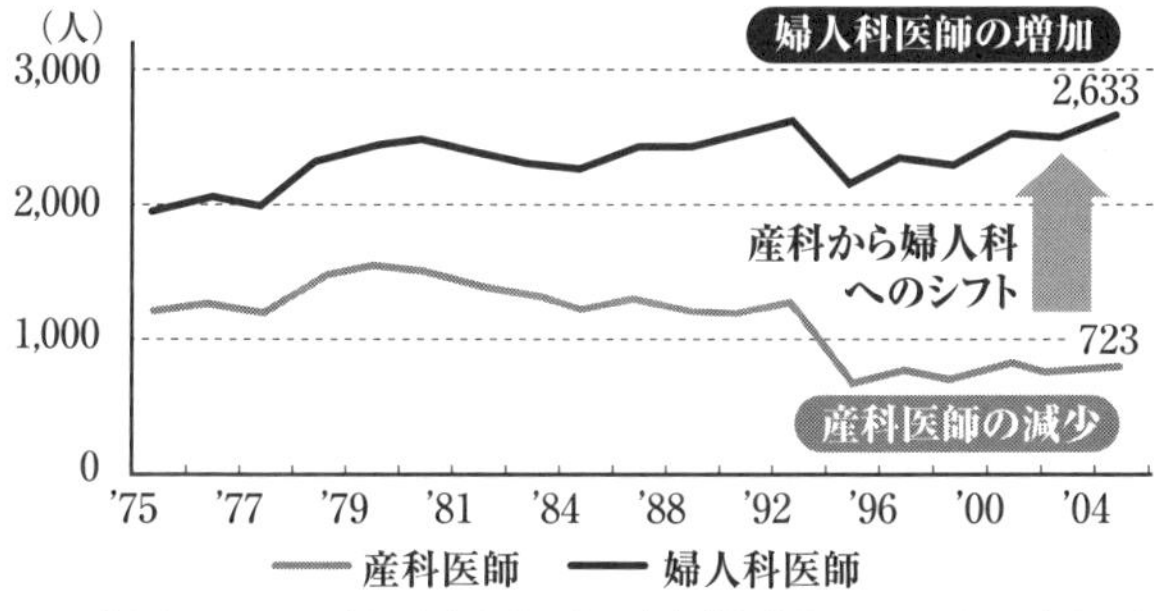

（出典：上下とも厚生労働省「平成16年医師・歯科医・薬剤師調査」より）

医師の総数は増えているのに、産婦人科医は減少している。またお産を扱わない婦人科に衣替えする医師が増え、産科医師が減っている。このグラフにはないが、他の診療科に比べて産婦人科医の高齢化の問題も深刻化している。

医者は、医療ミスに対する断罪を怖がっているのではない。そんなにヤワでは仕事にならない。「ミスをして患者を死なせるかも」などと思いながら仕事している医者はいないし、自分は患者さんをそんな目に遭《あ》わせることはないと信じている。そればかりか、万が一患者さんの命にかかわるミスをしたら、断罪されても、医者をやめざるをえなくなっても仕方ないと考えている。

だが、自分が自分なりの全力を尽くし、ミスをしていない（ミスと思っていない）のに、過失や犯罪として扱われる可能性がある現状だからこそ、失望し、落胆し、喪失感を味わっているのだ。

つまり医者の心が折れているのだ。

最近わたし自身が経験したのだが、何もミスをしていなくても、クレームに対して報告書を書かされるだけですごいプレッシャーであり、とてもブルーになる。ましてや「訴えられる」など……、想像もつかない。

「患者を診るのが医者の使命！」と簡単に言うが、同時に「専門外、力不足は許さない！」と叫ぶことがその「使命感」をつぶしている。

失望、落胆だけではない。何億という賠償金請求が新聞をにぎわせる今日、医者だって自分の人生、自分の家族を守らねばならない。

「訴えられる覚悟で、でも診るのがいい医者」と言いつつ、「訴えられた医者は、判決に関係なくもう人間失格」などという世論の身勝手さにも困惑させられる。

今までの経験でも、医者すべてが善人とまではいわないが、悪人はいない。わがままなやつ、自信過剰なやつ、変人はいるけれども、その割合は一般の社会人と変わらないのではないかと思う。

だが「医者＝人間失格予備軍＝医者性悪説」は、医者が想像している以上にはびこっているのだろうか。ここまで離れてしまった医者と患者（世間）の距離を少しでも縮める努力なくして、医療再生など、とても覚束《おぼつか》ないと思うのは、わたしだけだろうか。

第2章　「スーパー名医」幻想が医療を壊す

——医者に求められる「技術と心」のジレンマ

【この章に登場する医療ドラマ】

『医龍』『医龍2』

原案・永井《ながい》明《あきら》、原作・乃木坂太郎《のぎざかたろう》（小学館刊）。フジテレビ系列で〇六年、〇七年放映。明真大学付属病院を舞台に、大学の権威主義との戦いをテーマに掲げつつ、坂口憲二《さかぐちけんじ》演じる天才外科医・朝田《あさだ》龍太郎《りゅうたろう》と医療チーム〝チームドラゴン〟の活躍を描く。そのリアルな問題の描写と圧倒的なスピード感が好評を博した。かわって、『医龍2』では、「日本医療の現実」をテーマに、ひたすら経営主義に走る病院側と、患者を救いたい朝田の新たな戦いを描く。出演は、他に小池徹平《こいけてっぺい》、北村一輝《きたむらかずき》、岸部一徳《きしべいっとく》など。

『最上の命医』

原作・入江謙三《いりえけんぞう》、作画・橋口《はしぐち》たかし。「週刊少年サンデー」（小学館）で〇八年より連載中。現代の小児外科の問題を中心に、若き天才外科医、西條命《さいじょうみこと》が、さまざまな患者を相手にその腕を振るい、病院の確執や利権と戦いながら、小児医療改革を目指していくマンガ。手術が一般の医師よりも驚異的なスピードで行われるなど、現実離れして見える部分もあるが、それらも確かな取材に基づいているのが特徴。

●『医龍』にみる「名医ドラマ」の条件

ネットに「ドラマの名医を見習え！」などという書き込みがあるぐらいに、ＴＶの中では連日「名医」たちが大活躍中だ。

そして、ヒットする医療ドラマの主人公は「外科医」が王道！

あるＨＰによれば、高視聴率の医療ドラマの条件のひとつとして「主人公もしくは主人公にとって大事な人が病に倒れる」というのがあるそうだ。そういえば『白い巨塔』の財前も、『救命病棟24時』の進藤《しんどう》先生も、『振り返れば奴がいる』の司馬江太郎《しばこうたろう》も、『Ｄｒ．コトー診療所』の五島健助《ごとうけんすけ》もそうだ。

それらの中でＴＶドラマ『医龍』は例外だった。主人公が「おれには時間がないんだ」と言いつづけるので、病に倒れるのかと思っていたら、元気なまま去っていってしまった。

『医龍』の原作は「ビッグコミック・スペリオール」連載のマンガ。主人公は天才的な心臓外科医、朝田龍太郎《あさだりゅうたろう》（ＴＶドラマでは坂口憲二《さかぐちけんじ》）。世界中の野戦病院を飛び回る一匹狼だったが、心臓のバチスタ手術のために明真大学病院に呼ばれる。野口《のぐち》教授（岸部一徳《きしべいっとく》）とはげしく対立しつつもチームを作り上げて手術を成功させる。

さらに『医龍２』では、前作のラストで解散していた朝田のチームが、ある人物の計画で再び明真大学に招集される。前作で失脚してタイに飛ばされていたという（タイの人に失礼だろ！）野口教授が復活！

「病院ランキング」は出てくるは、倒産した病院を外資系が買収するは、移植の認定施設の問題は出てくるわ、論文データ改ざんは出てくるわ、医療ミスは出てくるわ、野口教授が、「医者は過労でフラフラなのに、患者はわがまま言いたい放題！　だったらお望みの病院をつくってやろうじゃないの！　高額の金を払ってもらって最高のスタッフに最高の医療！」と叫ぶなど、現代医療の多くの問題点が少しゆがんだ形で盛りこまれていて、なにやら医療ドラマのパロディのようなのである。

なんといっても、教授役の岸部一徳の鬼気せまる怪演ぶりがすごい。

パロディドラマのように感じるもうひとつの理由は、『医龍2』が「名医ドラマの名医のベタ条件」を多く満たしているからだろう。そのベタ名医の条件とは、
①主人公は天才外科医（あるいは天才でなくても腕はたしか）である。手術中に必ず助手が「おおっ！　このメスさばきは！」「こ、このスピードは！」と感嘆せねばならない。手術は必ず成功する。

②しかも技術のみならず人間も誠実そのもの（『白い巨塔』の財前教授など一部は例外だが、それでも多くは途中で人間性に目覚めていく）。
③アクシデントが起きても、あわてふためかない。普段でも冗談は言わない。
④ハンサムでだいたい濃い顔をしている。髪の毛もふさふさ。
⑤患者さんの私生活にまで異様に干渉する。
⑥実力はあるのにアウトローな一匹狼であり、権力にへつらわないが、チームは大事にする。みんなで横に並んで廊下を練り歩く（Gメン75のよう）。
⑦自分の技術に自信があり、患者さんに「おれが治してみせる！」と言う。手術は公開オペである。終われば手術室の外で家族にいきなり「手術は成功です」と言う。

さらに、次の四つを付け足しておこう。

⑧風邪を引かない。年中無休二十四時間営業で寝なくても平気。
⑨すぐ屋上に行く。
⑩新しい病院に赴任するとき、突然現われ、いきなり手術する。
⑪個性的なわき役（強烈なライバルや、上司、弱気な新米医師など）が主人公の病院にい

る。

こうしてみると『医龍2』は、見事にベタ中のベタドラマの王道。ワンマンな青年外科医、メスを持てなくなった酔っ払い外科医、過去に傷を持つ天才麻酔科医、ME（医療機器を扱う技術者）、医療経営コンサルタントなどが次々と主人公の朝田の言動に心を動かされ、チームに入っていく。

つぶれかけた高校野球部や空手部を立て直すために主人公が奔走、やる気のない部員や不良たちが次々と「ちっ！　仕方ねえ。やってやるよ」と主人公についてゆく、という往年の少年マンガを髣髴《ほうふつ》とさせるパターンなのである。

『医龍2』でも、ワンマンだった青年外科医が、あるお年寄りの治療を通じて、「術野《じゅつや》（手術のとき、執刀医の見える範囲のこと）を診ずに人間を診よ、ということを思い出したよ」

と、セリフもベタだが「わがまま医者が人間性に目覚めていく」というスーパーベタな設定もきっちり押さえて、ベタ条件の②と⑤と⑥と⑪をいっきにクリアーである。

なお、わたしの個人的見解だが、「術野を診ず人間を診よ」はまずいと思う。「術野も診てなおかつ人間も診て」ほしい。ちなみに『外科医城戸修平』の原作の中に「手術は手でするんじゃない。頭でするんだ」という先輩外科医の名言が出てくるが、こっちのほうがわたしは好きだ。

●スーパー名医は、ますますエスカレート

さて、あらためて名医の条件の①の「主人公が天才外科医」について考えてみよう。実際、司馬江太郎も、五島健助も、もちろん『医龍』の朝田も、このあと取り上げる『最上の命医』の西條命《さいじょうみこと》も、みな外科医である。

『医龍』の場合でも、チームの一員に優秀な内科医もいるのだが、ドラマの中での内科医は、なぜか影が薄い。いつも手術中に「ううっ！　短時間で××で××しようというのか！　しかし××は××だぞ！　どうする！　朝田！」と（視聴者に対して）解説役に徹し、緊迫感を盛り上げる。これじゃ内科医って「自分では何もしない知識だけの解説野郎」みたいだ。内科医のはしくれとしてはちょっとつらい。

内科も昔と異なり、消化器内科なら緊急内視鏡的処置、循環器科なら緊急カテーテル治療など、忙しさでは緊急手術とたいして変わらない。だいたい考えてみてほしい。世の中の病

院で亡くなる方のほとんどは内科であり、救急車で来る患者のほとんども内科である。「解説」だけではやっていけない。

まあ、これ以上書けば内科医の僻《ひが》みと受け取られかねないから、このへんにしておくとしても、こうして条件を見てると、ドラマの外科医は、かなりのスーパーマンぶりを要求されていることがわかる。手術はどんなに難しくても必ず成功させなければならない。『医龍2』でも「〇・一％の成功率（！）」の手術を成功させて最終回を締めくくる。

これ、視聴者が水戸黄門のように完全なフィクションとして見てくれているのならいい。どんなに危険にさらされても黄門様は、最後は印籠《いんろう》を出して、悪代官に勝つ。『医龍』も、どんなに手術中にアクシデントが生じても、最後には手術が成功して患者さんは元気になるから、安心して途中のカタルシスを味わえる。

ドラマの主人公の治療は「まず成功ありき」の予定調和である。というより、主人公の治療が失敗したらストーリーが成り立たない。

たとえば二〇〇八年に始まった『最上の命医』というすごいタイトルの人気マンガがある。このマンガでは、主人公が、救急で担《かつ》ぎこまれたおもちゃの鉄砲玉を飲み込んで呼吸停止した少年を、ストロー一本で球を肺に落としこんで助けるシーンがある。あとで手術して取り出さねばならないが、とりあえず救命できたわけだ。周囲の医者たちはしきりに感動する。

こんなことできる医者、当院の五〇人の医者の中にひとりもいないと思うが……。これ、もし救えなかったら、

「ダメだったか……、全力を尽くしたが……」

と主人公がつぶやき、それを見守る周囲の医者たち。号泣する家族。

これではたしかにどう読者が受け止めたらいいのかわからないシーンである。話も先に進まない。水戸黄門が斬《き》られては困るように、ドラマの患者は必ず目を覚まして、周囲を感動の渦《うず》に巻きこまねばならない。

われわれが高校生のころ『ブラック・ジャック』を読んで熱狂したのも、天才的な外科手術で、患者さんを救うからだ。ブラック・ジャックが、手術成功率五割ではいまいち盛り上がらない。

だが、現実の外科医にこれを求められると、ちょっとつらい。

今にして思えば、手塚治虫《てづかおさむ》先生が、ブラック・ジャックを「神の手のような手術の腕」を持ちつつ「お金を取らない赤ひげ精神の人格者」というベタな名医キャラクター設定にしな

かったのは興味深い。そういう設定で「理想の名医ドラマ」とされてしまうと、現実の医者は心の逃げ場がない。

だがあれから数十年、『医龍』にしても、『最上の命医』にしても、名医ドラマ、マンガの世界は、主人公の設定が異常なほどエスカレートしている。

みな「神の手」を持ちつつ、人間性も言うことなしなのだ。

そして「これぞ名医！　こういう医者に治療してほしい」というコメントが、原作のオビを飾る。

はたしてみなさんはドラマはドラマとして割り切っているのか、そして本当に『医龍』や『最上の命医』の主人公が理想像なのだろうか。

●現実にはありえない術前の成功保証

もうひとつ、わたしがひっかかるのはスーパー名医の条件⑦「術前に患者に成功を約束する」という点だ。

わたしは『医龍』を見終わった後、妻に言った。

「超難易度の手術でも必ず成功させる、なんて術前に口に出して言うなんて、ドラマだからだよ。世の中簡単な手術でも一〇〇％なんてない」

「でも手術前には必ず成功すると言うてほしいわ」

「でも、そう言っておいて失敗したら家族は怒るんやろ」

「そりゃあ怒るわ」

「だから、現実にはドラマとは逆に、九九％成功する手術でも、いかに術中に危険なことが起こる可能性があるかを説明して、山ほど承諾書、同意書を取るようになってしまったんやで」

「そんな危険性、術前に言わんとってほしいわ（受ける気なくすわ）」

「でも危険性を言わずに成功すると約束しておいて、術中にそれが起きたら怒るんやろ」

「そりゃあ怒るわ」

「だから……」（六行前に戻る）

医療界に一石も投じない無用の議論は、むなしく続くのであった。

だが「世の中一〇〇％大丈夫がないことを、心の奥ではわかっていても、それを口に出してしまうと、顰蹙《ひんしゅく》や怒りを買う」というのは、よくあることだ。

たとえば、神社で受験や安産の祈願をしたとしよう。神主が、

「祈願しても、受験、出産がうまくいかないことはありますので、あらかじめご了承ください」

などと言ったら、

「そんなこと（わかってるけど）口に出すなよ！　何であんたがそんなこと言うんだよ！」

と、みんな大激怒であろう。また、

「これであなたも髪の毛がみるみる生える！」「これであなたも億万長者！」

という本を買って、「髪の毛が生えん！」「億万長者にならなかった！」と著者を訴えたなどとは聞いたことがない。みんな「確実なことなんてないよなあ」と承知のうえで買っている。だが本に「数％はうまくいきませんのであらかじめご了承のうえお読みください」なんて書かれてたら、もうガッカリであろう。

そういえば某発毛関係の会社が訴えられて、「数％の方は（生えないという）課題があります」とCMしていた。発毛の世界も甘くはなかったようだ。

一〇〇％はないとわかっているが、みな手術の成功を祈る。「手術は成功しないこともあります」などと医者のほうから言ってほしくない、というわけだ。

ところが現実には、「術前にそういうことが起きる可能性は聞いていない」と訴えられているので、医者は治療をまかされる立場であるにもかかわらず、成功しない可能性を口に出さねばならなくなってしまったのだ。

今日の外科医の先生は大変である。確率の低いことも全部話さねばならない。わたしも親戚の手術のときに、主治医の先生の術前のお話を聞いたが、術前、術中、術後に起こる危険の可能性につき、一時間近くも細かい説明が続く。

医者のわたしでも途中で頭がボーッとしてきたので、医学知識のない人なら寝てしまうんではないか。だがそれでも外科医は説明し、多くの同意書、承諾書を取らねばならないのだ。

手術がなくても、内科でも本当に検査の同意書、承諾書が増えた。しかし根本の信頼関係を改善しないまま承諾書ばかり増やしても、患者との距離はますます遠ざかっていくように思われる。

なぜなら、これらの承諾書は「(何か起きても) あらかじめ説明はしてますよ」という言質の確認に終始しており、「そういうリスクを考えても、今この治療がこの患者さんには必要です」「なにかあればすぐ誠意をもって対応しますからまかせてください」といった雰囲気からは、ほど遠いからだ。

これでは、あらかじめ言い訳を用意しているといわれても仕方がない。書面に残せばいいというものではないだろう。

これでいいのだろうか？「インフォームド・コンセントは冷たい契約医療の始まり」と書いている本もある。

同意書、承諾書の山は、むしろ医者と患者の距離を遠ざけているように、わたしには思えてならない。といっても、もう減らすことはできないのだが。

●なぜか同時に売れる「病院にたよらない本」と「名医ランキング本」

実のところ、医者は、巷《ちまた》で評判になった健康本の類《たぐい》をあまり読んでいない。たとえば一時期、健康本コーナーを「×××でみるみる病気が治る！」系の本が埋め尽くしていたときも、わたしの周囲の医者は誰も読んでいなかった。

理由はいくつかある。まず最初の理由として、医者は忙しくて書店にはなかなか行けない。通常は、医学書は電話かネットで注文するのだ。

たまの休日に書店で自分の趣味のコーナーには行っても、健康本コーナーにまで行くことはまずない。

そもそも医者として必要な最新情報は、学会誌や医学誌で、それこそついていくのが精一杯というほど、次々と与えられているからだ。

もうひとつの理由として、仮にそうした本が目に入ったとしても、病気を治すむずかしさを日々実感している医者が、『(病院に行かず)××で必ず治る！』などというタイトルを目にしても、リアリティを感じることはない。一般の方もリアリティを感じているわけではないかもしれないが、医者は、それ以上に「ひいて」しまうのだ。いわば空手指導員が『これであなたも空手チャンピオンになれる！』という本を見て、「そんな方法あるわけねえよ〜」と思うようなものだ。

しかしご存知のように「病気にならない」「病院、薬にたよらない」本が、ちょくちょくベストセラーに顔を出していることは間違いない。

それだけではない。

次々倒れてゆく病院の勤務医たちの存在など別次元の世界のごとく、「いい病院、名医ランキング」本も、健康本コーナーに所狭しと並べられている。

みんな病院に行きたくはないが、行くからには、最高の治療を受けたい。「名医」に診てほしい。だから「病院、名医ランキング本」を読む。

その気持ちはわからないではない、というより、人として当然の感情だと思う。

だがその結果として、「名医ランキング」本の内容は、手術成績、最先端医療、カリスマ名医の紹介、つまり、技術礼賛、「神業《かみわざ》」礼賛に偏ってしまっている。

テレビでも「神業をもつスーパードクター」が頻繁に特集されるが、問題は同じだ。

マンガ『最上の命医』にいたっては、冒頭からいきなり、「それはまさに神の領域！」から始まる。

また、主人公の西條命が、数千万分の一のことも見逃してはいけない、と同僚に説き、「人に絶対はないけれど、絶対がなくちゃいけないのが医者だよね？」と語りかけるシーンがある。

これは人間業ではない。間違いなく人を超えている。

ちなみに人間が、外に出て交通事故に遭う確率は一年間で一万分の一だという。

だが、あえて言わせていただくが、人間の「技術」にこのような「神業」を求めるのは、間違いなく現実の医療の妨《さまた》げである。

ある外科医は、テレビのスーパードクター特番について、

「あれじゃあ、普通の手術なら助かるのが当たり前とみんな勘違いするんじゃないの？」

「難手術でなきゃあ、ミスでもなきゃ亡くならないと思ってるんじゃないの？」

とぼやいていた。

手術だけではない。

「神業＝名医」幻想は、医療への過剰な期待を生み出す。患者さんが急変してもスーパードクターが現われて救わねばならず、それができなければ医療ミスであり、医療訴訟の対象になるかのように思われてはいないだろうか。

「神の手」を持つ医者はたしかに名医だろうが、それこそが名医、のような考え方は医療界全体にはマイナスであろう。なぜなら医療を支えているほとんどの医者は、平均的凡人医だからだ。

だが、神の手ならぬわたしが言っても、負け医者の遠吠え。テレビの中のスーパードクターは、「この高度な技術を弟子に伝えたい」とうれしそうに語っているのであった。

だが、遠吠えついでに、もう少し言わせていただこう。

医療崩壊の今日、病院がほしいのは、手術だけでなく外来も入院患者担当も検査も当直もする「戦力」なのだ。しかし「神の手」ドクターは当直もしてくれないだろう。なにしろ神様なのだから。

「神の手なんかには医療崩壊は防げない！」などとは、とてもおそろしくて書けません。

●『赤ひげ』と『ブラック・ジャック』――永遠の課題「技術か心か？」

ドラマはストーリーが命。たしかに医者が主人公のドラマで「患者さんの病気が治らない」ストーリーは作りにくい。そういうストーリーにすると医者のドラマではなく、患者さんとその家族に焦点を当てたドラマになるだろう。必然的に医者ドラマの主人公は「結果がすべて成功」のスーパードクターになってしまう。

それでも昔の日本人は、ドラマの名医に対しても、結果だけを求めていたわけではなかったはずだ。その証拠に、日本人は本来「技術より心」スタイル、すなわち『赤ひげ』のようなタイプが大好きだった。

そう考えると、ドラマの名医はおおまかに次の二タイプに分けられそうだ。

①『赤ひげ』、『白い巨塔』の里見などの「誠意」「心」型名医（＝患者さんは必ずしも治らない）

②天才的スーパードクター型（＝患者さんは必ず治る）

②の系譜と言えば『ブラック・ジャック』に始まり、『Ｄｒ．クマひげ』『スーパードクタ

ーＫ』、そしてドラマ『医龍』、マンガ『最上の命医』へと続く。

いっぽう、日本人の大好きな赤ひげ。かつてある医学部教授が、

「日本の医者はみんな赤ひげですよ。だって誰もお金のこと考えず診療してますからね」

と発言されていたが、そのわりには「医は算術」なんて、陰で批判されるのはなぜだろう。

さて、あらためて見てみると、現代医療から考えると「赤ひげ」はたしかに何も高度に技術的なことはしていない。でも「名医」なんである。

医学生のころ、末期の食道ガンの患者さんにおかゆを食べさせるシーンを読んでいて、

「え？　それだけでいいの？　高カロリー輸液や、食道拡張術をしたわけでもないのに、名治療？」

と思ったわたしであった。

間違いなく、ここでは「技術より心」が重視されている。

だがその一方で、「そりゃあ、手術の下手な誠意ある医者より、人間的に問題があっても手術のうまい医者のほうがいいよ」と言う人は多い。

名医とは技術なのか、心なのか？

「一般人にとっての名医とは、この二つ（技術、心）を兼ね備えた人であって、それを目指して研鑽《けんさん》してほしい。どちらかがあれば、どちらかがおろそかでいいと思っている人は、ひとりもいないと思いますよ」とは、ある人の意見。

なるほど。たしかに『赤ひげ』のころは、技術そのものがまだないから、患者さんにおかゆを食べさせることでも「名医」たりえた。いや、今でもそういった「名医」はいるだろう。だが、医療技術がここまで高度化した現在、『赤ひげ』の舞台をそのままそっくり現代にあてはめることはできない。

「技術か心か」から「技術も心も」。

つまり、現代医療の理想の医者患者関係は、まずは患者さんを救う技術ありき。しかし、技術優先ではあってても技術偏重であってはならない。たとえ患者さんが助からなくても、家族が医者のあふれる誠意と努力を感じ、「最期にいい医者に診てもらえた」と涙を流して、患者さんとお別れする……、というのが理想であろう。

だが、現実はなかなかこうはならない。結果が悪ければ、つまり医者が患者の命を救えなければ、「心」のほうは、ほとんど見てもらえないのが現状だ。

ある医療ジャーナリストは「医療裁判の根本原因は、最終的には医者の人間性」だという。

『白い巨塔』の財前教授の場合は、まさにそうだった。財前教授は手術のミスで訴えられたわけではない。

だが、われわれ医者が見て「ああ、あの先生は問題あるもんなぁ」という医者が訴えられているわけではない。

わたしが昔いっしょに働いたことのある医者、Ｅ先生とＦ先生は二人とも人間性もよく、診療も誠実そのものである。だが、過去に二人とも現実に訴えられているのである。

関係者の心情に配慮して、詳細は書かないが、どちらの場合も救急の現場、および手術において、最善を尽くした結果「力及ばず残念ながら」の結果に終わった。訴訟内容と二人の人間性は、断じて一切関係がない。

技術も心もどっちも大事に決まってる。何を考え込む必要があるのかと人は言うけれども、わたしの心の中では、みんな結果がすべてで、心など見ていないのではないか、という疑念は消えないのである。

事実「結果だけで訴えられないよなあ。訴えられた医者はたぶん人間性もダメだから（こそ）訴えられたのだろう」と思ってる人は実に多い。

これには反証は不可能だ。「誠意」や「心」は形に表わして数値化や証明ができないからだ。

ドラマの主人公ならいい。それまでのストーリーでいい医者であることを視聴者は知っている。だが現実の医療では、自分の主治医はどういう人間かまったくわからない。だからこそ、なおさらそのときの治療結果だけで見て、「この医者は人間性もダメだ」なんて判断をしてはいけないはずだ。

これまでは、そのとき患者さんと医者をつなぐものが、医療界全体への「信頼感」だったはずだが、残念ながら今それがないのだ。「信頼感」がなくなって、精神論、根性論だけはそのまま残ってしまった。

その例が「ベッドがなかろうが、検査がなかろうが、救急を断わるな！　救おうという精神で何とかせんかい！」という患者の家族の悲痛ではあるが、ある意味身勝手な叫びである。

ある友人は言う。

「いや、ある意味やっぱり訴える患者側は心重視なんだよ。結果だけ見て心を見てないんじゃなく、いい医者なら必ず助けてくれる、と信じているからこそ、助からないとその医者の心までよく見えないんだ」

もしそうだとしても、けっきょく「結果がすべて」になってしまっているではないか。

救急外来で患者さんが亡くなると、その当直医がいい医者に見えなくなると言われても、患者さんが亡くならない救急などありえないのだ。

「結果しか見てないじゃないか！」と言う医者たちと「いや、われわれは心、誠意を重視している！」と言う患者さんたちとのこの温度差。どうすれば埋まるのだろうか。

●名医ドラマに内在する本質的矛盾

さて、「神の手」系の名医ドラマ、名医マンガは、それ以外にも、本質的な矛盾をいくつか内在している。

『最上の命医』を例に挙げて、その矛盾を説明しよう。

お断わりしておくが、『最上の命医』という作品自体を批判しているわけではない。作品自体は、少年たちに夢を与えるマンガだと思う。

〈矛盾①〉「けっきょく手術技術以外の要素を軽視してしまう」

主人公が自分の「完璧なまでの医療技術」を見せることで若い医者たちを感動させ、小児外科医を志望させようとするシーンがある。

「医者のカッコいい面ばかり見せたくない」と言いながら、医療の場面はカッコいい執刀のシーンばかりだ。読者をひきつけるためには仕方ないとはいえ、主人公が「外科技術以外の医療」を大事にしているシーンがあまり出てこない。

医療とは手術ばかりではない。術前の患者さんの全身状態のコントロール、説明、術後のコントロール。外来、当直、検査、点滴、造影当番。自分の専門外の診察、書類書き、会議。カッコよくないが、主人公の年齢なら、これらをまだ全部やらねばならない。手術だけしていればいいわけではない。

術後も泊まりこんで、ICU（集中治療室）の患者さんの血圧、尿量をモニターし、血ガス（血液中の酸素、酸性度、電解質）を頻回に測定して、点滴や酸素量を変えていく。「そんなシーン省略だよ！」だろうが、この地道な部分が大変かつ重要なのであって、これなしで「技術より大切なものが」と言われても心に響かない。

また、『最上の命医』では、「小児外科」に対応してだろうか、「大人の内科」志望（この表現自体が驚き!)の「やる気のない研修医」が作中に出てくる。

やる気のない医者は「大人の内科」に行く、という意味にもとられかねない。

今日の内科でも、内視鏡治療や、カテーテル治療など、ある意味「技術」が占めるウエイトはかなり高くなっている。ただ、内科を支えるほとんどが、患者さんの身体に侵襲を加えない検査や地道な治療であることは間違いない。が、だからといって外科より楽で安全なわけでは決してない。

外科にしても同様で、手術だけうまければいいというわけではない。

わたしの親戚は、かつて「心臓外科手術の名医」といわれた医者が開業した循環器クリニックを、足のむくみで訪れた。その日からいきなり「心不全の疑い」と言われ、ジキタリスという強心剤と一般的な利尿剤を二週間処方された。

われわれ内科医から見ると考えられないことだ。心不全の種類によってはジギタリスを使わないほうがいいときもあるし、利尿剤も高齢者には慎重に選ぶべきだ。

これではいくら手術が名医クラスであっても意味がない。心臓の手術は成功したが、術後の点滴の強心剤で悪くなったのでは、なんにもならないのである。

〈矛盾②〉「すべての患者さんが名医の手術を受けることはできない」

手術の見学者を感動させるほどの外科技術を持つ名医ドラマの主人公たち。『コード・ブルー』の主人公は言う。

「外科医が一位を目指さなくて何の意味がある。おまえは一位でない医者に手術してほしいのか」

ある政治家が「そりゃあ、ペーペーに手術してほしくないよ！」と叫んでいたが、みながみな天才外科医の手術を受けることは、数的にも時間的にも病院のマンパワー的にも不可能だ。

どうするのだろう？

とはいえわたしも、自分の子供が難手術を受けるとなると、有名外科医にしてほしいだろう。ああ、悩ましい矛盾。

〈矛盾③〉「どんな名医も、最初は経験不足の修行時代があったはず」

名医ドラマでは、主人公たちがなぜか最初から超人的な技術を持っていたかのようで、その技術を得るまでにおそらく味わったであろう悩みや挫折、患者さんを苦しめる修行過程の矛盾、流した汗や涙がまったく描かれない。

いやむしろ逆に、現実の今の日本では「その手術の経験が浅いのに執刀した」という理由で、訴えられる。『最上の命医』の主人公は、「おれがスタンダード（標準治療）になる！」と言うのだが、これでは彼のレベルの手術をしないと、みな訴えられることになってしまう。

これでは外科医が育たないのだ。

もし、「力及ばず患者さんが死亡」を医療ミスと判断され、こうした裁判が通例になるようであれば、普通の医者はつぶれるかもしれない。

それに、外科は技術競争の世界で手術の腕に秀でたものが伸《の》し上がっていく、というイメージがあるかもしれないが、実際の現場はどうもそうではないらしい。

外科医の先生方の話を聞いていると、「目上の医者を立てる阿吽《あうん》の呼吸」というものがあるらしい。たしかに自分のほうが手術が上手、と目上より目下がいばっていては、上下関係も礼儀もあったものではない。

また、修行過程においては、上は下を手術の腕だけでは評価しないようだ。誰でも未熟なときは必ずある。手術の内容の向き不向きがある。

当院の泌尿器科の手術の腕で有名な先生は、「誰かを採用するときは人間性で見る！」と言う。手術の腕と言わないのである。なぜなら、人間性のたしかな医者ならば、手術の技術向上にもまじめに取り組み、腕が上達しないわけがない、ということらしい。

技術の発展途上の医者も認めているのだ。つまり「手術の結果」だけ見て責めることはしないはずなのだ。

だが、現在の日本および、名医ドラマの中では、この考えが通用しない。

考えてみれば『白い巨塔』の財前教授はすごいではないか。訴えられつつ、次の手術をこなし、学術評議員の選挙に出るなど、へこむどころかすごい前向きパワーだ。

自分の手術の腕に自信を持っているからこそであろう。ただまあ、自信があればこそ、手術前の診断の不備を認めて謝罪し、次のステップに進めばよかったのだろうが。現実の世界でも、部下や他のライバル教授の手前、引くに引けないこともあるかもしれないが。

技術が心を裏打ちすることも必ずある。

自分の技術に自信があれば、逆境をはねかえせる。

「今回はうまくいかなかったが、おれは必ず今後多くの患者を救える！」

と思えれば、いったん挫折しても、また前へ進める。

また「これはおれにしかできない！」と思ったとき、人は自分の寿命を縮めてでも自己犠牲精神を発揮できるのである。

というわけで『最上の命医』の考えとは違う意味で、「若いころは技術を磨け」である。

ただし天才的な手術や、一千万分の一のミスもしないことが「スタンダード」とは思わない。

●「技術のかわりに何かを与える名医」は可能か？

ここ数年医療側は、力及ばず患者さんが亡くなったときに遺族が怒るのを見て、困惑し、呆然とし、

「医療は一〇〇％じゃない。限界がありますよ」

「人間は完璧じゃありませんよ」

と一生懸命、本やネットで言いつづけてきた。

だが、遺族の病院への怒りはおさまらない。

「人間は神ではなく、救える命にも限界がある。それは医療ミスとは違う」

こんなセリフはわたしが今さら書くまでもなく、すでに「医療の限界」を叫ぶ多くの本の

中で書かれているのだ。そういうテーマの小説もあったはずだ。だが『チーム・バチスタの栄光』はヒットしても、そういう小説はあまりヒットしない。

最近わたしは、「医療の限界」は叫んでも通じないのではなく、むしろ逆効果だったのではないかとさえ思う。

おそらくそれでは「人間は神じゃないからミスをしますよ！　仕方ないでしょう！」という「医者の言い訳」にしか聞こえないのだろう。

つまり、何か患者さんを納得させる、結果がすべてではない名医像を呈示するしかないのかもしれない。

だが、究極の名医とはなんだろう。

まず、病気が治っても、患者さんが「名医」と思わなければ「名医」ではない。

逆に病気が治らなくても、患者さんが「名医」と思えば「名医」だ。相対的なものなのである。

前述したように「赤ひげ」の時代は、医療技術がまだ未熟であるがゆえに、「結果がすべてではない名医」が存在できた。

たとえば、わたしが子供のころでも、近所の小児科医の先生が往診してくれたとき、子供心にその先生が神様に見えたのは事実だ。

だが、往診でできることと、総合病院でできることに大きく差ができた今日では、少し状況が違う。たとえば僻地《へきち》で、寝たきり高齢者を往診して点滴する医者が「名医」としてテレビで紹介されていたが、われわれ疲れきった勤務医からすれば、

「血糖値も電解質もわからない状態で、高齢者にそんなに簡単に栄養輸液していいのか？」

と思うのである。

たしかに、患者さんや家族にしてみれば神様に見えるかもしれない。だが、腎不全で高カリウム血症の患者さんに、電解質を測定せずカリウム入りの点滴をして、あとでクレームを受けた例を知っているわたしは、なんとも複雑な思いである。

これと同じで、技術の進歩は「技術のかわりに何かを与える名医」「結果がすべてでない名医」を存在しにくくするのだ。

●医者に求められる「誠意」とは

数年前のことだ。わたしの勤める病院から転勤になるＳ先生が、送別会で研修医向けにこういう話をした。

「君たちは今、技術習得に必死だろうが、技術は誰でも年月とともに向上していく。それよりもいくら自分が患者さんを多く担当していても、ひとりひとりの患者さんにとって主治医はあなたひとりだけ、ということを心に刻みなさい。そういう気持ちで患者さんに接すれば、まず患者さんから不満を持たれることはありません」

わたしは自分の送別会のとき、こんな名言を研修医に贈る自信はない。このS先生の挨拶が終わったあと、わたしは自分のテーブルの研修医たちに向かって言った。

「S先生の意見は素晴らしい。だが、勘違いしてはいかんよ。あれはS先生ほどの域に達してるから言えることであって、これから勉強する君たち研修医にはまだ『技術はそのうち向上するから誠意が大事』なんて口に出す資格はないよ」

わたしはひねくれた指導医だろうか?

だがこれは医療だけではない。わたしの好きな空手道や格闘技でもそうだ。よく「最後はもう心の戦い。気持ちの強いほうが勝つ」と言うが、当然それはハイレベルなチャンピオンクラス、決勝戦クラスの話であって、そこまでの修行、トレーニングをしてない初心者クラスが、「勝とうという気持ちはおれのほうが強い!」と叫んでチャンピオンにかかっていっても、ぼこぼこにされるだけだろう。

医療不信の世の中で、習得過程の医療技術（成長過程の若い医師）の結果は、簡単に誠意や心ですべてカバーできるとはかぎらない。

たとえば二〇〇五年九月、患者さんの肝臓にある侵襲的治療（体内に針や管が入っていくような治療）を施した医師が、患者さんが合併症で亡くなったため提訴されたという報道があった。提訴理由は、その医師が「その治療を行なうのが初めてだったから」というものだった。

もし当院の若い医師がこれと同じようなケースに行きあたり、

「ぼくは一〇〇％誠心誠意を尽くして治療を行ないました。でも訴えられなければならないのでしょうか」

と言ったとき、Ｓ先生はなんと答えるのだろう。世の中の指導医の先生方はなんと答えるのだろう。わたしは何と答えればいいのだろう。

「そりゃあ誠意があっても、技術が未熟なら当然だよ」と答えたのでは、身も蓋《ふた》もない。

エジソンは、実験で失敗しても、

「この実験は成功だよ。だって、この方法ではうまくいかないということがわかったじゃないか」

と言ったという。だがこれは医療ではあてはまらない。患者さんの治療に「この治療ではうまくいかないことがわかった」では許されない。

この肝臓のケースは特別ではない。二〇〇六年七月には、心臓手術をした外科医が「技術が未熟だから患者が死亡した」と責められた例も記憶に新しい。

そう考えるとわれわれ内科医以上に、手術という一大イベントのある外科医は「結果がすべてでない名医」になるのは実に厳しい。

「心」と口に出せるレベルは、技術向上のつらい鍛錬をやりつくしたあとにある。武道でいえば技術鍛錬をやりつくしたあとだからこそ「心の修行」や「禅」や、最近はやりの「伝統武術の動き」を取り入れて相手の一段上を目指す。それらはあくまで登りつめたあとの「最後の一押し」なのだ。

これと同じく高名な国手《こくしゅ》レベルの外科医が「手術は運だ」と書かれているが、修行中の外科医がそんなことを言ったら大問題であろう。国手とは立派な医者のことだ。

日本の病院のありかたを批判し、二十四時間オープンの徳洲会を創始した徳田虎雄《とくだとらお》氏も、心優先派のように思うかもしれないが、「(いい医者とは) まずは技術! 技術職だからあたりまえ」と自著の中で言い切っているのである。

　ここまで医療技術が進歩してしまった今、そして、それに応じて患者さん側の要求レベルがここまで高くなってしまった今、「外科、侵襲技術を必要とする疾患」「救急、急性疾患」「慢性疾患」「急性疾患のあとの慢性期状態（脳梗塞のあとの寝たきりなど）」「完治する可能性のある悪性腫瘍」「完治しない悪性腫瘍」「出産」など、各ステージに分けて名医や技術と心の関係、死生観を論じるべきなのかもしれない。

　まさしく「名医論」は技術論や臨終観までもふくむフェルマーの大定理以上の大難問なのだ。

　架空ではない現実の「名医像」を、みなさんとこのあとの章でも一緒に考えていこう。

第3章　新研修医制度はどこへ行く

——僻地に誰も行かなくなった本当の理由

【この章に登場する医療ドラマ】

『ブラックジャックによろしく』

佐藤秀峰《さとうしゅうほう》作、「モーニング」（講談社）で連載。〇七年より「ビッグコミックスピリッツ」（小学館）で『新ブラックジャックによろしく』として、連載再開。単行本は累計売り上げ部数一〇〇〇万部以上。テレビ化は〇三年ＴＢＳ系列。

研修医の主人公・斉藤英二郎《さいとうえいじろう》（テレビでは妻夫木聡《つまぶきさとし》）が、臨床研修制度の不条理さ、医局の都合により歪められる医療、患者や家族との葛藤などを経て成長してゆく姿を描く。

『Dr．コトー診療所』

山田貴敏《やまだたかとし》作、「週刊ヤングサンデー」（小学館）で連載開始、現在は「ビッグコミックオリジナル」で連載中。単行本は累計一〇〇〇万部を超える大ヒット。テレビ化は〇三年フジテレビ系列。新シリーズも〇六年放映。

かつては優秀な医師で東京の大学附属病院に勤めていたが、とある理由から離島の無医村である古志木《こしき》島の診療所にやって来た五島健助《ごとうけんすけ》。当初は歓迎されなかったが、見事な手術の腕と誠実な人柄で徐々に島民の信頼を勝ち取っていく。

●『ブラックジャックによろしく』の研修医、斉藤《さいとう》先生

現在わたしが勤めているこの病院は、臨床研修指定の総合病院である。というわけで、毎年四月に、卒業したての医者の卵たちがやってくる。わたしは彼らを教育する中年指導医のひとりである。

わたしが研修医だった二十数年前と異なり、今は志望の科がどこであろうが、彼らは内科は必須でローテート（シフト移動）しなければならない。だから気の毒なことに、絶対わたしの講義は受けなければならないのだ。

今年ローテートしているのは、新研修医制度になってから六期目の研修医たちだ。わたしももう同じ講義を六年間くりかえししているので、おやじギャグを入れる場所も同じ。だんだん、「この話、前にもしたんじゃなかったっけ？」とわけがわからなくなってくる。ギャグの順番を変えたりするとたちまち、「先生、そのギャグもう三回聞きました」という情けない状態になる。

彼らは別に、少林寺三十六房のように各科で激しい指導と鍛錬を受けるわけでもなく、二年たつと去っていってしまう。一度でいいから映画『愛と青春の旅だち』の鬼軍曹のように、研修教育中はムチャクチャ厳しく、研修期間終了とともに突然やさしく涙もろくなる役

を演じてみたいものだ。

というわけで、ドラマの中の研修医を見てみよう。

取り上げるのは、妻夫木《つまぶき》聡《さとし》主演のドラマ『ブラックジャックによろしく』の主人公、研修医の斉藤英二郎《えいじろう》君だ。原作は佐藤《さとう》秀峰《しゅうほう》氏の同名人気マンガ。医療界のかなりシビアなテーマに、斉藤君が各診療科でぶつかってゆくガチンコストーリーだ。

さて、主人公の斉藤君は優秀な研修医といえるのだろうか。とにかく斉藤君は熱い。目の前のことに「視野狭窄的」に熱い。空手道にたとえると入門したての白帯が、「この技は実戦で使えませんよ！」「型は何のためにするんですか！」などと、いきなり指導員に熱く訊くようなもので、指導側から見るとかなり困ったやつである。

普通「研修医もの」といえば、多くの患者さんや医師、看護師との出会いの中で成長していく姿を描くものだろうが、斉藤君は「成長」というより、周囲も巻きこんで「混乱」したまま無理やり自分なりの答えを出して、次の科へとローテートしていく。

しかも「熱い」と言いつつも、あらためて原作を読んでみると、かなり「ヘタレ」である。当直で患者さんの前から逃げ出したり、手術前の患者さんの前で「自分が何で医者になったのかわからないんですよ」などと言っている。こんなことかなり出来の悪い研修医でもしない。

そのくせ斉藤君は「いい医者になりたい！」と言って、消化器外科では高齢者の延命治療について指導医と熱く衝突、心臓内科では「大学のオペの技術は低い」と患者さんを強引に転院させる。

う〜ん。基本練習だけで逃げ出すようなヘタレの白帯に、空手の稽古体系への疑問を口に出されたり、「心、技、体のそろった空手がしたい！」だの「この道場の空手はよその空手より弱い！」だの熱く語られたら、たまったものではない。空手指導者が空手稽古の問題点をわかってるように、医者だって現場の問題点はわかっているのだ。

「まあ、黒帯とまではいわんが、せめて色帯ぐらいになってから現場に文句いいいな！」

であろう。

こんなヘタレな彼も、二つ目の心臓内科をくぐりぬけた後には、かなりたくましくなっている。各巻、各科、各症例ごとに突っこみたいところだが、ぐっとこらえて彼がぐぐっと成長するその心臓内科での話について書こう。現役迷指導医からの斉藤君へのメッセージだ。
①斉藤君。君は目の前のことに熱くなって視野が狭すぎる。今はまだ研修医だから入院患者

さんの全身管理（それも担当ひとりだけ？）にすべての労力を注ぎ込むこともできるだろう。だがやがて検査、外来、加えて外科系なら手術にほとんどの時間を取られるようになる。医者は残りの時間で一〇人以上の入院患者さんの相手をしなければならないのだ。今のようにひとりの患者さんのために、遠出して病院を捜したり、他の病院の手術に見学に入ったりする時間はない。いや、今だって留守中、他の研修医は君の点滴当番、造影当番、救急当番、当直などすべて代行して地獄だっただろう。君は怪獣は倒したが、周囲の街は壊滅状態に追い込んでしまう落ちこぼれウルトラマンのようなものだ。目の前の試合に全力を尽くすのも大事だが、トーナメントを勝ち抜く戦い方も覚えてほしい……と言っても今の君にはぴんと来ないだろうが。

②斉藤君。君は手術というものを何だと思っているのだ。「名医ランキング本」を買い込むおっちゃんか。いい腕の外科医がひとりいたって、術前術後の管理は出来の悪い研修医がする病院だったらどうするのだ。術前術後管理もしっかりしていてこそいい病院。仮に君の選択が正しいとして、なぜ君の入院患者だけ名医に手術させるのだ。それなら全員に勧めなければ単なる君のエゴだ。だが名医が全員を手術することは物理的にできない。さらに君は大事なことを忘れている。今君は「手術を受ける立場」のみで考えているが、もし

自分が外科医で修行中のとき、「手術をする側」で考えてみるがいい。自分の技術ではまだ不安、と言ってみなよそに送らねばならないことになってしまい、君は永遠に手術が上達しない。この矛盾をどうするのか。

現在も続いているこの人気マンガ、「泌尿器科編」では、斉藤君はついに自分の恋人でもない女性に腎臓移植の臓器提供を申し出る。あいかわらず熱い。

斉藤君は中年になったときいったいどういう夫、父親になっているのだろう。

さて、次に医療ドラマに必ず登場する研修医の対極の絶対存在ともいうべき「医学部教授」像を考察してみよう。

●悪名高き医局マフィアとは

学生時代、わたしの所属した空手道部は、医学生はわたしだけだった。で、まわりはそろいもそろって医者、病院嫌いの連中ばかりで（「病院が好き」という人はあまりいないが）、いつも根拠のない医者批判を聞かされたものだ。

「医者は自分がえらいと思って、ふんぞりかえってるからダメだ！」

なんてよく聞かされたが、わたしが、

「誰か、具体的にそういう医者を知ってるのか?」

とたずね返すと、大概は、

「いや……知らんけど……」

とトーンダウンしたあげく、

「ほら、ドラマの悪い医者はえらそうじゃないか!」

などと言って、ずっこけたものである。


たしかにドラマの教授はものすごい存在だ。第1章で取り上げた『白い巨塔』にしても『ブラックジャックによろしく』にしても『医龍』にしても、いやはや医学部教授は絶対権力者であるかのようだ。

ちなみにみなさんがよく耳にする「医局」とは、大学病院における診療科ごとのグループ組織の総称である。ドラマでは医学部教授は「医局の頂点」として描かれる。

いまどきそんなの、してないほうが多いと思うのだが、ドラマでは「大名行列」のように、多数の医局員を従えて病棟を「教授回診」する。

わたしの学生時代の友人たちのように、一般の人には普通の医者でさえ「えらそう」に見えるのだから、その医者たちがペコペコする医学部教授なんて、もう想像もできないはどえらそうに見えるにちがいない。

だが、「教授」も「社長」と同じく、ひとつの「肩書き」にすぎない。

医者をしているとその感はもっと強い。えらい肩書きの方（社長、僧侶、美術家、武道家）の、すべてがそうとはいわないが、肩書きに似合わぬわがまま患者ぶりに呆然とすることが多い。

わたし自身、年を食って肩書きは「××部長」だの「××管理責任者」「医学博士」「××専門医」「××指導医」など、いつのまにかいっぱい増えたが、こういう肩書きを持っている自分と、持っていない自分を比べても、何が違うかといえばよくわからない。

まあ強《し》いて言えば「対外的」な問題であろうか。以前、自分の医局でない他の内科に、非常勤の外来バイト派遣をお願いするため訪れたことがあった。待っている間に「ああ、こりゃあかんわ。相手にされるわけないな」と気がついた。どこの病院も、院長、副院長が自ら挨拶に来ているのである。いっぽうわたしは当時、ただの「医長」。これで相手に他の病院と対等に話を聞けというのが無理であろう。

しかしそういう問題を別にすれば、「医学部教授」にしても、これらの延長線上にすぎず、本人自身は頂点に君臨したかのごとき気持ちはそんなに持たれてないのではないかと思う。

一学年下の医局の後輩のK君が医学部の教授になり、わたしも「へえ。おれも後輩が医学部教授になるほど年取ったんだなぁ～」と思う一方で、「でもK君は権力者になった気持ちはないんだろうなぁ」という気持ちだ。

ちなみにK君は、ある県立病院でわたしが三年目の研修医のときに、二年目の研修医であった。週末に二人で健康ランドに温泉に入りに行ったものだ。後で聞くと、彼は「こんなことで週末つぶすぐらいなら、ナースたちとカラオケに行きたい」と思っていたそうだ。その彼がいまや大学教授。時の流れを感じる。

K君もある組織のトップに立つと同時に、それを維持する大変さ、悩みも味わっているだろう。ある医学部教授は「教授になってうれしかったのは最初の一日だけだった」とおっしゃったそうである。

●医学部教授は絶対権力者なのか？

さて、あらためてドラマの医学部教授＝超絶対権力者たちを見てみよう。

彼らの絶対権力者たるゆえんは「強力な人事権」であろう。『白い巨塔』の財前教授も、

『医龍』の野口教授にしても、教授室に医局員を呼びつけて、「××病院に行ってもらう」と言い渡す。野口教授にいたっては、水槽の金魚にエサをやりながら。ちなみに水槽を置いている教授室は現実にはないと思う。

これが断われない医局の人事。よくいわれる「医局マフィア」だ。

現実には医者の人事は（少なくともわたしの所属する医局は）、そんなに厳しくなかった。そういう大学もあるだろうが、当時の教授があまり医局員人事に興味がないので、代々の医局長が人事を決めていた。病院を替わるときも、いくつかの選択肢は与えられたし、むしろかつての医局長は、こうぼやいてたぐらいだ。

「普通の会社に勤めてごらん。突然外国に転勤になっても断われないだろう。国内で数年ごとにあちこち転勤させられることもあるだろう。マフィアどころか、医者の人事のほうが甘いよ」

わたしもたぶんそうだろうと思う。医者でない同級生で海外赴任中の友人は多い。

まあ、ただこういうことはある。たとえばある先輩は、遠くの病院に「三年間だけ行って来てくれ」という約束で派遣された。ところが三年たつと医局長が交代しており、なしのつぶて。「はやく代わりを送ってください」といくら頼んでもみな交代に行きたがらない。彼はついに激怒してやめてしまい、個人で開業した。こういう例を見ていると人事権の一極化は、みんなが行きたがらないようなところでも「数年たてば交代を送るから行って来てくれ」と送ることができる、という制度維持的なメリットがある。

だが新研修医制度が始まり、医局は以前のような人事の強制能力を失ってしまった。となると、このような約束の派遣はもうできない。みんなが行きたがらない病院には本当に誰も行かなくなる。

また、医局に人事権を持たせないという改革の目的のひとつは、ある病院の勤務医がある大学の出身者で占められてしまうという「系列病院」化をなくすということにもあった。

わたしはしかし、それほど系列病院が悪いとは思えないのである。

実際、今わたしの勤めている病院は「系列化」とは逆で（表向きは京大系の病院であるが）、あらゆる大学出身者の集まりである。みんな仲はいいけれども、「先輩後輩ＯＢ的」一体感はないので、ときにちょっと物足りない。

遠くの大学から来た研修医も、「学生時代お世話になった先生や先輩のまったくいないところにやってきたので、なんか不安です」と言っていた。

内科の上層部も、出身大学が違うと「直接の後輩」でないので、なにかと下に命令しにくそうだ。だからというわけでもないだろうが、今の研修医たちも、自分の大学の後輩を自分の病院に勧誘しているようだ。

わたしも病院に赴任するとき、医局の先輩、つまり同じ大学出身の先輩との交代だと「今まで頑張ってきた先輩たちが受け継いできたものに泥を塗ってはいけない」と思ったものだ。

そういう気持ちは大事ではないだろうか？

いったい厚労省は、この改革でなぜここまで「医局崩壊」（実際にはみなの予想を超えて「医療崩壊」になってしまったわけだが）させようとしたのであろう？

今の制度だと、明らかに問題のある医者がいても、やめさせることも、交代させることもできない。誰かが燃え尽きて病院をやめても、補充の医者は来ない。勤務医不足の一因は、明らかにこの改革のせいである。

まさか厚労省の役人が、ドラマ、マンガに出てくるような教授が君臨する「架空」の医局を「現実」と思い込んでいたわけではあるまいが……。

『白い巨塔』の柳原のように、自分の診断を教授に言えない医者などいない。あれは架空の世界だ。もちろん教授のプライドを尊重するように配慮はするだろうが。

ちなみに、かつて新聞で取り上げられた、医学部教授が学位（博士号）授与の見返りに金品を受けとっていた話だが、昔ならともかく、今日ではレアなケースだと思う。わたしは自分が学位をとったとき、誰にも一銭も払っていない。そしてその後、医局から何ら不当な扱いも受けていない（自分で気がついてないだけかもしれないが）。

さて、みなさんご存知のように、この人事の例に限らず、さまざまな医療崩壊の原因に「新研修医制度」を挙げる方は多い。いっぽう、最近マスコミで取り上げられる医療の諸問題は、たとえば「救急たらい回し」のように、最近マスコミがクローズアップしはじめただけで、新制度のはるか昔からあったものだ、と反論する方も多くいる。

実際はどうなのだろう。

●新卒に異常にやさしい新研修医制度の謎

研修医が主人公のドラマ『ブラックジャックによろしく』。この作品は、新研修医制度が始まる二年前の二〇〇二年に「モーニング」（講談社）で連載が始まった（二〇〇七年から「ビッグコミックスピリッツ」〈小学館〉に移籍）。だから新研修医制度と旧研修医制度が混在した状況設定になっている。

ここで、簡単に新旧の研修医制度の違いを説明しよう。

二〇〇三年までの旧研修医制度、すなわちわれわれが研修医だったころはこうだ。

卒業と同時に希望の科を決定し、大学のその科の医局に入局。二年間、大学病院もしくは国公立病院で、研修医として働く。給料はとてもとても安い。たしか「日雇い」扱いであった。オーベン（指導医）はいるが、たとえ卒業したてといえども、担当する患者さんの「主治医」であり、全責任をまかされる。手技もよほど高度なものでないかぎり、自分でやらなければならない。患者さんにボロクソ言われ、へこみながら、一年もたつとまるでそういう時代がなかったかのごとくの顔をして、一年下の研修医に先輩面して指導する。

同時に、先輩たちから民間病院の当直のバイトが回ってくる。みな「当直マニュアル」を持って不安な心をかかえて、当直に行く。それがいいかどうかは別にして、ここで多くの経験をして育ってゆく。たとえば「胸痛が今から来る」となれば、救急車が来るまでの数分間、必死で循環器の本を読む。

二年間の研修を終えたあとは、医局の人事で動く。たとえばわたしの所属である内科であれば、研修終了後は病院に勤務することもあれば、大学に戻って研究生活に入ることもあれば、大学医局員として働くこともある。

いっぽう、二〇〇四年に始まった新制度ではこうだ。

卒業と同時に、「前期研修医」として、二年間各科をローテートする（スーパーローテートという）。希望科はあっても、まだ決定ではなく、入局はしない。研修病院は、かつては大学か国公立病院だったが、今では、希望が必ずしも通るわけではないが自分で選べる。

ローテートは、たとえばわたしの病院では、内科、外科、小児科、脳神経外科、整形外科、形成外科、麻酔科、放射線科、救急、地域医療施設見学、精神科と婦人科は他病院見学などの二年研修プログラムだ。

そしてここが旧制度との一番大きな違いなのだが、彼らを戦力として使ってはいけない！外来、（単独の）当直はダメ！　入院患者の主治医もしてはいけない。あくまで主治医は指導医であり、彼ら研修医は「担当医」として、一緒に治療にあたる。当然手技的なことも、採血、注射以外は指導医のもとでないと行なってはいけない。彼らには治療にかかわる法的責任はないことになっている。

当然バイトはダメ！　そのかわり給料はしっかり払われる。ある看護師さんは退職時に、

「なんで卒業したての何もできない医者がわたしたちより給料もらってんのよ！」

という捨てゼリフを残していった。

研修医制度の新旧比較

大学卒業

2004年からの新制度	2003年までの旧制度
［前期研修医］医局に入局しない	希望の科を決定 大学の医局に入局
2年間、各科をローテート	2年間、研修医として働く
研修病院は自分で選ぶことができる	研修病院は大学病院か国公立病院（自分で選べない）
患者の主治医はしない（主治医は指導医）	主治医として患者を担当（1年目から即戦力）
アルバイト禁止	アルバイト許可（民間病院で当直のアルバイト）

2年後

2004年からの新制度	2003年までの旧制度
自分の志望科を選択 就職先も自分で決めることができる（医局に入局も可能）	医局の人事で動く［病院勤務 大学で研究活動 大学医局員 など

［後期研修］へ

そしてわれわれのころと異なり、彼らは二年間の研修を終えたあとに自分の志望科を選択し、大学の医局に入局することもあるし、そのまま自分で就職先の病院を決めることもありうる。そして自分の専門科で二年間の研修指導を受ける。この二年間の時期が「後期研修医」である。そのあとは？　わたしにもよくわからない。

新制度が始まる前、厚労省のこの方針を聞いたとき、われわれ中年医者たちは呆然としたものだ。

「な、なんでそんなに研修医に甘いの？　おれたちのころは入院の重症患者を持ちつつ、一年目、二年目は盆、正月やゴールデンウイークに当直させられたもんだぜ？」

「こんな忙しい毎日の業務に加えて、戦力にならない研修医の世話が付け加わるなんて、時間的にも体力的にも絶対に無理だよ」

当時卒後一、二年目の研修医を即戦力として使っている病院は多かったのだ。わたしは卒後二年目、県立病院に派遣されたが、卒後十年目の先生が開業してやめるかわりに行かされたので、決して優秀な研修医ではなかったにもかかわらず、すぐにその先生のかわりの「戦力」としてこき使われた。赴任するなり外来、当直、入院患者担当、すべて即フル回転であった。さすがに内視鏡検査などは、一から教えていただいたが。

この自分の経験からも、毎年来ていた数人の研修医が、すべてこの戦力外スーパーローテートで来るなど、いったいどうなるのか想像もできなかった。

本当にこの制度が始まるのかとみんな不思議がっていたが、本当に始まってしまった。

研修医と一緒に重症患者を持つと、ベッドのわくの「主治医」のところに指導医である自分の名前が書いてある。われわれ指導医たちは、

「これじゃあなんか、おれたちが研修医時代に戻ったみたいだなぁ……。何歳になっても当直も減らないし……」

とグチりあうのであった。

あらためてマンガ『ブラックジャックによろしく』を見てみよう。自分の志望の科がまだ一〇〇％決まっていないという状態で、いろいろな科をローテーションする、という意味では新研修医制度のようだ。だが、そのいっぽう新制度ではありえない場面も多い。

たとえば、主人公の斉藤君が民間病院で、不安なまま当直し、交通事故の重症患者がつぎつぎ運び込まれて逃げ出すシーンがあるが、もうみなさんおわかりのように、こういうことはありえない。というか旧制度でもありえない。緊急手術が必要かもしれない交通事故の多発外傷は、夜間でも医者が多くいる三次救急に行くだろう。

ちなみに斉藤君、バイト代として札束（何十万？）を院長から受けとっていたが、現実の世界の当直料は二万円である。これ、三〇年間据え置きらしい。まあ三〇年前の二万円ならすごいかもしれないが。夜間フラフラで働いて、翌日も激務が待っていることを考えると、現在では高額とは言えないだろう。

そんな手持ちはないが、逆に二万円払って休みたいぐらいだ。

他にも、既述したように、研修医には治療決定権はない。マンガのように斉藤君が上の反対を押し切って患者さんに緊急透析をしたり、他の病院に送ったり、はありえないのだ。旧制度ならこういう指導医を困らせる変わり種の研修医はいたかもしれない。

でも、新旧かかわらず、一年目の研修医にひとりで緊急透析はできないだろう。

●中高年指導医に降りかかる理不尽な皺《しわ》寄せ

それにしても、なぜこんなことになってしまったのだ。

研修医の武器は「若さと体力」なのである。にもかかわらず、四十代後半のわれわれが休日に当直した翌朝に、宴会明けで寝ている研修医たちの横を救急外来に向かって走っていかねばならないのである。昔では考えられないことだ。

まあこういう中年の「今の若いもんは……」「わしらの若いころは……」的グチはこれぐらいにして、できるだけ客観的にこの「新制度」を見てみよう。

一言でいうと、やはり前期研修は「生ぬるい」。だいたいローテートに組み込まれている地域医療施設見学や、当院にない科のローテートで他病院見学など、「過酷な研修医生活」にはほど遠い。なにしろ「見学」なのである。夕方には帰宅できる。実際にある大学で研修医が「五時になったら帰る権利がある。残業はしない」と主張し、その学年はみな残業なしになったそうだ。

しかも各科のローテートの合間はどこにも属さないので、完全にフリーな、絶対に呼び出しがかからない土日が必ず数カ月に一回訪れるのである。

われわれ中年指導医たちは嘆く。

「おれたちの研修医のころのあのつらい日々は何だったんだ。しかも中年になった今、この制度のおかげでいまだに当直、夜間呼び出し。これじゃ中年いじめじゃないか」

おまけに若い医者の当直明けを休ませるように厚労省から指導があり、彼らのそのときの代行を、われわれ指導医クラスも行なわなければならない。

研修医に熱があれば、大事をとって休ませねばならない。

うちの上層部のえらい先生は、われわれに釘を刺した。

「おれたちの若いころは、なんて言ってってはダメです。若い先生を大事にし、将来の医者不足を解消しなければ」

おっしゃることはもっともだが、中高年も大事にしてほしいものである。ちなみに新型インフルエンザのワクチンは研修医から優先して注射し、われわれ中年医者にはまわってこない。もう笑うしかない。

わたしの高校の同級生の医者によれば、わたしの世代は「バブルのころに奴隷のような研修医生活を送り、まったくバブルの恩恵を受けなかった世代」ということになるのだそうだ。

まあこの、「おれたちゃ研修医のときは奴隷のような生活だった。おまえたちも当然そうなるべきだ」という上から下への悪循環を断ち切ろうという試みというのは理解できるが。

ただ、今の研修医にしても、いつまでも甘い生活をするわけではない。後期研修になると、たちまち「戦力」としてこき使われるようになる。だから、彼らは、われわれのころのボロボロの一年目が、三年目にそのまま先送りスライドしたようなものである。

当院の新研修医制度一期生のS君は、二年間の前期研修を終え、横浜の病院で内科医とし

て後期研修を始めたが、
「いや～、こっちの病院はそっちのようにぬるい生活じゃないですわ～」
とメールしてきたそうだ。ばかっ！　それは君らがどこの科にも属さない戦力外の前期研修医だったからだ！

●では新制度のメリットとは

われわれのころと比べて、この苦しさを先送りスライドした二年間のメリットは何だろう？

まあ、まず研修医側としては、われわれが昔受けたような「ともかく、やってみな！」的指導ではなくなったことは大きいだろう。必ず指導医がお手本を見せてくれるわけである。

また、われわれが研修医のころは、重症患者をかかえていると、夜間休日に指導医がなかなかつかまらずとても不安だった。今は指導医クラスが必ず当直しているのだ。こんな心強いことはないだろう。

患者さんの側にしても、卒業したての研修医が不安そうな顔をして、ひとりで自分の主治医をするより、今の制度のほうが安心だろう。実は新制度の最大のメリットは、ここではないだろうか。

TVドラマ『きらきら研修医』のように、手術を研修医ひとりにまかせてたが、指導医がやっぱり心配でかけつけてくる、なんてシーンは、今の制度ではありえないのだ。はじめから側にいるのだから。

いっぽうわれわれ一人前の内科医の側のメリットはこうだ。

旧制度では、たとえば整形外科に進んだ人間が、「他院加療中の糖尿病、高血圧がありラす。よろしく!」などという内科依頼（われわれの言葉で「まる投げ」）をしてきて驚かされることもあったわけだが、実はわれわれ内科も知らず知らず他科に対してそういう非礼をはたらいていたかもしれない。

だが新制度では、みな内科をローテートした経験があるので、

「術前、血圧、血糖を××と××の内服治療でこういうコントロールをする予定です。これでよろしいでしょうか」

という具体的な問い合わせをしてくるはずだ、おそらく。

たしかに旧制度で育ったわたしなど、整形外科的な骨の写真の読影など、ちんぷんかんぷんだ。新制度においては、そういうこともなくなるだろう。そういう効果はある。

以上がメリットだ。

●それでも新制度が医療崩壊を起こした

ではデメリットは？

まず、われわれ内科の個人的なデメリットとしては、内科志望が減るということだろうか。二年間の研修の間に、内科志望だったのに、他科に変更する研修医は実に多い。

産婦人科や小児科、脳神経外科の多忙さがやたらクローズアップされるが、内科の多忙さ、過酷さはかなりのものだ。後期研修医の内科の忙しさを見て、ひいてしまう前期研修医も多いようだ。

それはともかく、医療全体のデメリットとして「医療崩壊は新研修医制度のせい」とまで言われる理由は、おおむね次のように説明されている。

大学の各医局では、これまでは毎年入ってくる研修医を、病棟の点滴当番や処置、外来の手伝いその他多くのことで使っていた。ところがそういう研修医が来ないとなると、スタッフが自分の平常業務に加えてそういう雑用を分担しなければならない。これでは仕事にならない。というわけで外の病院に送り出していた医者を大学に呼び戻しはじめた。市中病院にしてみれば、医者の少ない科であれば「ひきあげ」に等しい場合も起こりうる。その結果、医者が足りなくなり、その科が閉鎖になってしまう、というわけだ。

この傾向は産婦人科、小児科に顕著であったようで、新制度以降、お産をとりやめた市中病院の数は数え切れないはずである。

ある方が、「光の国」が異星人の総攻撃を受け、地球にいるウルトラマンたちを「地球を守っている場合じゃない！　戻ってこい！」とひきあげさせたようなものだというたとえ話を書いていた。笑ってる場合ではないが、笑ってしまった。

でも別にこういう「ひきあげ」でなくても、医局が人事権を失った今、研修制度と関係なく、つねに市中病院はリーチがかかっているようなものである。

たとえば何かの理由で、中堅ドクターが病院をやめざるを得なくなったとしよう。今までは代わりのドクターが来ないなどということは考えられなかった。

わたしが県立病院で研修医をしていたころ、中堅の医者が一年にひとりは開業してやめていくが、すぐに医局から代わりの医者が送られてきた。それが当たり前だったのだ。

今は代わりが来ない。で、医者はふだんから過労気味なのに、そのやめた人間の仕事を残りの人間で分担しなければならない。結果、あまりの忙しさにひとりやめ、またひとりやめ

医師不足による病院の経営危機

〔千葉・銚子市立総合病院の場合〕

08年9月末で休止。理由のひとつは、常勤医の減少。06年4月には35人いたのが、「新研修制度」の影響で大学病院から派遣された医師の引き上げが相次ぎ、08年4月には13人にまで減少。そのため06年に結核病棟、07年には呼吸器科と産科が休止。08年7月末には外科と内科の常勤医がそれぞれ1人しかいなくなり、入院や救急対応が困難となった。

〔北海道・釧路市医師会病院の場合〕

08年の11月、医師会は医師確保の困難を理由に経営を手放す方針を決めた。病院には循環器内科と消化器内科、外科があり、各科5人ずつで計15人医師がいたが10人に減った。なかでも循環器内科は、道内の大学病院から派遣されていた医師4人のうち、08年4月に2人、09年4月に1人減り、同科の診療が維持できなくなった。

〔大阪・松原市立松原病院の場合〕

経営悪化により、09年3月に閉鎖。162病床のうち100病床と、小児科診療機能を松原徳洲会病院に継承した。閉鎖の理由として、「新研修制度」による医師流出と施設の老朽化などに伴う患者数の減少を挙げている。

〔茨城・筑西市民病院の場合〕

07年4月には15人いた常勤医が派遣元の病院に戻るなどして8人となった。そのため民間譲渡もやむなしとして、移譲先を検討している。

〔京都・関西医科大学附属男山病院の場合〕

医療法人への経営譲渡を検討。設備投資の面などから財政的に厳しい状況が続いているが、「新研修制度」に伴う医師不足の深刻化が背景にあるとされる。

ここに挙げた5つの病院は、ほんの一例である。一概に「新研修制度」を医師不足の原因と決めつけるわけにはいかないが、大きな要因であることは間違いない。理由は、新制度では、研修医に指導医が必ず付くため、医師の絶対数に不足をきたしていること。さらには、旧制度下では研修医が行なっていた業務をこなす医師を別途確保する必要に迫られた大学病院が、派遣先から医師を引き上げているからだ。

るという悪循環にはまって、その科がつぶれてしまう。

つまり、産婦人科、小児科は「ひきあげ」で、内科その他は「医師派遣不足」で、われわれが若いころ人気のあったような公立病院でさえつぶれてしまうのだ。

ましてや人気のない病院や地方診療は、もっと大変だろう。

●研修医が都会に集中するわけ

「最近の若い医者は僻地や、無医村に行かなくなり、都会に集中する。けしからん」という批判花盛りの今日。現実の医者も「Ｄｒ．コトー」を見習え、ということか。

いや、でもわれわれの若いころでも「地方診療に燃えてます」などという医者はそう多くなく、「二年間行ってきてくれ」という具合に期間を限定されて、医局から派遣されていたはずだ。

たとえば四十代後半になったわたし。突然僻地に行けと言われて、すぐ受けられるだろうか。子供の学校のことや、妻の仕事、親の介護、多くの問題がある。実の親だけでなく、妻の親のこともある。

また今の職場の人間関係、仕事以外の人間関係も、すべて清算して見知らぬ町に引越ししなければならないとしたら。家族や同僚や友人の反対を押し切るだけのモチベーションがあるかどうかだろう。

だからやっぱり、僻地に行くなら若いうちに行ってほしい、と言いたいところだが、今の制度ではいつ帰ってこられるかわからないわけだから、簡単には言えない。

人間はゴール、目的の見えない苦労には耐えられない。どんなに忙しくても、数年たてばまた病院を替わり、今までの経験をまた、そこで生かせると思うからこそ耐えられる。

天才ならともかく、ほとんどの凡人はそうだ。

研修医が都会に集中するのも、批判するのは簡単だが、気持ちはわからないでもない。厚労省が「研修医には専門的技術ではなく、総合的な医療を身につけさせる」という考えであるにもかかわらず、どうしてもみな各科の最先端を見て、技術志向になる。

なにしろ指導医が患者さんの家族に「認知症がありますので、申し訳ありませんが転院先を捜させてください」と頭下げてるのと、「大変な内視鏡手術でしたが、成功です」と説明してるのと、どちらが研修医の目にまぶしく映るだろうか。

また、自分の同級生が、技術を磨いているのを見れば、絶対に自分も負けまいと努力する。それが若さというものだ。だから若いドクターが、僻地よりも都会の設備の整った総合病院に集中するのは修行過程の気持ちとしては当然と言える。

研修医たちもバカではない。いくら厚労省が「技術の研修だけではなく、臓器だけを診ない全人的な治療を身につけるように」と美しい言葉を書き連ねようが、自分の技術の未熟さで患者さんが悪くなれば、誰も認めてくれないことをよく知っている。だからみんな技術習得への意欲は高くなる。

医局制度が崩壊した今、みんな将来、自分で就職先を探さねばならないかもしれない。そのとき、面接で、「わたしは得意な技術はありませんが、全人的な治療ができます」と言われても、採用する病院側も困るだろう。

このように「技術習得」や指導側においても「技術と心」は永遠のテーマなのである。

●近未来の地域診療はどうなるか?

このままこの章を終わりにすると、

「それじゃ結局地方の医師不足の解決になってないじゃないか！　地域医療を見捨てるのか！」

と怒られそうだ。

研修医の都市集中

研修医マッチングの都道府県別結果

（平成21年度）

都道府県	募集定員	マッチ者数	充足率（順位）
北海道	425	276	64.9%
青森県	127	62	48.8%㊸
岩手県	115	74	64.3%
宮城県	156	109	69.9%
秋田県	124	65	52.4%
山形県	122	82	67.2%
福島県	144	72	50.0%㊷
茨城県	178	104	58.4%
栃木県	184	117	63.6%
群馬県	121	77	63.6%
埼玉県	379	183	48.3%㊹
千葉県	371	289	77.9%
東京都	1,468	1,351	92.0%①
神奈川県	669	596	89.1%②
新潟県	180	92	51.1%㊳
富山県	103	61	59.2%
石川県	166	112	67.5%
福井県	98	73	74.5%
山梨県	107	49	45.8%㊺
長野県	150	125	83.3%⑨
岐阜県	138	102	73.9%
静岡県	233	158	67.8%
愛知県	579	515	88.9%③
三重県	126	86	68.3%
滋賀県	101	67	66.3%
京都府	289	251	86.9%⑥
大阪府	679	601	88.5%④
兵庫県	384	323	84.1%⑧
奈良県	97	80	82.5%
和歌山県	95	75	78.9%
鳥取県	68	25	36.8%㊻
島根県	100	31	31.0%㊼
岡山県	199	152	76.4%
広島県	182	151	83.0%⑩
山口県	111	82	73.9%
徳島県	90	55	61.1%
香川県	98	60	61.2%
愛媛県	113	57	50.4%㊶
高知県	90	46	51.1%㊳
福岡県	505	446	88.3%⑤
佐賀県	80	49	61.2%
長崎県	139	85	61.2%
熊本県	120	96	80.0%
大分県	106	62	58.5%
宮崎県	75	38	50.7%㊵
鹿児島県	162	83	51.2%
沖縄県	154	130	84.4%⑦
合　計	10,500	7,875	75.0%

2010年度から医師になる医大生が臨床研修病院を選ぶ「マッチング」の結果を示したもの。募集定員に対し確保できた学生の割合が「充足率」。地域格差が明らかだ。この表からはわからないが、それぞれの県内でも都市部への集中傾向が顕著である。

ある指導医講習会でのことだ。長崎で地域医療をしている医師が、旧制度下における長崎の独自のシステムを説明し、新制度になってからの若い医師不足について、

「どうして若い人が来ないんだ、なんて理想論を言っても仕方ない。現実論として、やはり（地域派遣は）ある程度の強制力が必要かと思います」

と語っていた。その方は若いころ医局の命令で僻地に派遣され、種々の理由でそのまま二〇年以上そこで働いておられる方だけに、ずっしりと重みのある言葉だ。

テレビであるアナウンサーが、

「大学医学部を卒業したあと、若いころある一定期間、大学の命令で地方に強制的に派遣させるシステムにすればどうでしょうか」

と質問していたが、それこそが、これまでさんざんマスコミが批判し、厚労省がつぶした制度なのである。

もう旧制度に戻れない以上、新しい地方派遣システムを作らねばなるまい。

理想は「光の国」のウルトラマン派遣システム。誰かがやめても次々と地球を守る使命に燃えた代わりのウルトラマンが送られてくるというシステムだ。

だが当院の研修医で、僻地研修見学に行って帰ってきたあと、

「地域医療に志望を変更しました」

という人間にまだ出会わないところを見ると、やはり現行のシステムでは難しい。

都会の私立病院でも医師不足で閉鎖している時代なのに、医者を増やすだけではダメだ。

また、指導医の負担を考えると、医者が多いからといって、都会の医師が地方より楽をしているわけではない。

地域医療において患者さんの求めるもの、研修医、若い医師の目指す医師像、この一つを十分考えたうえで地域医療システムを構築しないと、泥沼にはまるだろう。

たとえば卒業して数年目の若い医師が無医村の診療所に勤務する記事が新聞に載り、英雄のように報道されることがあるが、わたしの周囲の医師の意見はシビアだ。

「いったい何ができるの？　その村は心筋梗塞や吐血や腹膜炎や婦人科疾患の患者はいないのか？　彼にどこまでできるの？　どこまですればいいの？」

いや、もちろん「そういう総合診療を高度医療より低く見るような考えこそが、地域診療の妨《さまた》げだ！」というお怒りの意見は、わたしも知っている。そういう意見も知ったうえで、あえて書かせていただこう。

診療所に来る患者のほとんどが軽症で、重症でも「診療所で診てもらえた」と喜んでもらえるレベルならいいだろう。それであれば、何度も言う「技術以外のものを与える名医」たりうる。

だが、『Dr.コトー診療所』に見るように、天才的な手術とまではいかなくても、高度な技術も求められるとすれば、どうすればいいのだろう（今、その若い医師はどういう診療をしているのだろう）。

また、僻地の総合病院に行って、その中で全人的総合医療もしつつ、自分の専門技術を駆使するのならいい。だが、まったくマンパワー、設備のないところに行け、と言われたらどうだろう。

以下の会話は、わたしが想像する近未来フィクションである。

A君は卒業して四年目の後期研修医。循環器科に所属し、心筋梗塞を治療する心臓カテーテル手術のエキスパートを目指して修行中。かなり上達し、本人の希望は、後期研修が終わったあと、心臓カテーテルの名手のいる病院に勤めることだ。

ある日、指導医が、彼を呼んで、こう伝えた。

「A君。来月から離島の診療所に勤務してもらうことになった」

「えっ！　ど、どうしてですか！」

「知っているだろう。国の方針で、四年間の研修のあと、何人かは僻地医療に行くことが義務付けられている。うちの病院からは公平なくじびきによって君が選ばれた」

「ひとりで何も治療設備のないところへ？　心筋梗塞の人はどうするんですか？」

「心臓カテーテル治療ができないところだから仕方ないいんじゃないの？」

「じゃあ何のためにぼくは毎日修行してるんですか？　いや、循環器以外は？　吐血患者が来てもぼくは緊急内視鏡の止血できませんよ」

「できないんだからやらなくていいんじゃないの？」

「外傷や虫垂炎やお産はどうするんですか？」

「厚労省の言い分では、そのために前期研修ですべての科をローテートさせた、ということだ。だから応急処置でいいんじゃないの？」

「そんな無茶な！　いったいどれぐらい行くんですか」

「三年間だ」

「三年間も心臓カテーテル検査しなかったら、もうできなくなってしまいますよ！　同級生にもう一生追いつけませんよ！　戻ってきても居場所ありませんよ！　いや、地域医療が大事なのはわかります。でもこれだけ技術習得に頑張ってきて、なんでここで同級生にそんなに差をつけられなければならないんですか！」

A君は翌日、辞職願を提出した……。

あくまでフィクションだが、こういう近未来にならないよう、ぜひ厚労省にご配慮願いたいものである。

解決策は、帰ってきたときの病院での昇進ポジションを約束して、期間限定で島に送り出すぐらいしかないのではないだろうか。

そういえば、Ｄｒ．コトーは、なぜ今の島を職場に選んだのだろう？

第4章　医者だけは、過労死してもかまわない？

――救急医療はなぜ崩壊したか

【この章に登場する医療ドラマ】

『ER　緊急救命室』

マイケル・クライトンが製作総指揮、スティーブン・スピルバーグ率いるアンブリン・テレビジョンが共同製作し、アメリカNBC系列放映のテレビドラマ。九四年の放映開始以来、大人気を博し、現在もシリーズが続いている。日本ではNHKが放映。シカゴのカウンティ総合病院を舞台に、臨場感あふれる医療現場とそこで働く医師や看護師たちの公私にわたる生活や人間関係をリアルに描いた医療ドラマ。素晴らしい医療の腕前を持つが、呆れるほど独断的で他人に厳しく、周囲から怖れられ疎《うと》まれているロマノ、次々と重症患者が運び込まれる緊迫した状況において、常に冷静な判断と的確な処置で対応する実に頼もしい存在ながら、実は私生活では悩み多く、妻とも離婚してしまうグリーン、最初は血を見ただけで卒倒するなどしながらも、上司のしごきに耐え、やがて患者の気持ちのわかる心優しいドクターとしての頭角を現わしていく外科研修医のカーターなど、登場人物が個性的。

●当直医は徹夜明けで、翌日も平常勤務

「その答えは現場にしかない！」

これはTVドラマ『コード・ブルー』の中で、「先生、名医っていったい何なんですか……」と若い医者に聞かれた柳葉《やなぎば》敏郎《としろう》扮する指導医が、答えたセリフだ。そう、現場の悩みは現場の人間にしかわからない。

医療もまさしくそうなのだ。

自分は現場で患者の吐いた血をかぶることもなく（わたしは今年もかぶってしまいましたよ）、患者の遺族にクレームをつけられることもない安全な立場にいながら、なぜか医療の「現場」（？）のことを書いた本を出しまくる大学教授、評論家、院長、理事長のえらい方々にこのセリフを送りたい！

と言いたいところだが、このようにかっこよく叫ぶ資格は、実のところ、今のわたしにはあまりない。

わたしは「現場の医者」とは、外来をし、検査をし（外科医なら手術をし）、入院患者を担当し、当直をし、これらすべてをこなしている医者のことだと考える。そういう医者の声こそ「現場の声」である。どれかが欠けてもダメだ。

わたしもかつてはすべてこなしていたが、若いころの夢のような時間は一瞬のうちに過ぎ、いまや頭の薄い四十代後半の窓際中年医師。

「すみません。もう当直はずしてくださ い～」と病院に泣きを入れているぐらいなので、実はもうあまり当直や救急に関してえらそうなことは言えないのだ。

しかし、三十代前半のころは、一カ月に六～七回当直したこともあったし(労働基準法違反)、現在勤めている病院でも、もう三〇〇回以上当直してきたので、大目に見てほしい。

若いころは、走り回っているだけで時が過ぎてしまう。「医療とは」などと考えている余裕がないのだ。逆に言えば、わたしもいろいろ考えるほど年をくったということだ。

わたしが大学で医局員だったころは、内科の医局員は、数カ月間救急部にローテートで配属され、スタッフとして救急車相手に働いていた。

実は当時は救急部は人気があった。なんといっても時間のメリハリがいい。二日働いて一日休み。夜間休日いつ呼び出しがかかるかわからない一般病棟に比べて、救急部は完全交代制なので、休日は一〇〇%休日。ポケベル(ケータイは当時まだなかった)をオフにできるのはうれしかった。

ただしこれは二〇年前の話だ。今では救急部での必要な手技もトラブルも、昔とは比べ物にならないほど多いだろうし、時間のメリハリだけで人気を保つほど甘くはあるまい。

さて、大学、巨大病院でなく、市中病院に出ると、さらに厳しい。「救急センター」と言っても、ほとんどの病院は、夜間休日はひとりか二人の医者が当直しているだけだ。しかも当直明けはそのまま平常勤務だ。地獄である。

やはり救急をやるからには、救急部や救急のスタッフが独立している（日本でも増えつづけている北米型救急スタイルという）ほうがいい、と言いたいところだが……。

人気海外ドラマ『ＥＲ』は、そういう独立した救急部が舞台の人間ドラマである。

●ドラマ『ＥＲ』の不思議なリアリティ

「人気医療ドラマ」という山を、超人的な名医を描くことによって登山するのがスーパードクターものとすれば、まったく別の山の登り方をしているのがこの『ＥＲ』といえるのではないだろうか。

シカゴのカウンティ総合病院のＥＲ（緊急救命室）を舞台に、医師、看護師の日常が描かれる人気ドラマ。

感情を表に出さず、あわてることなく、難関手術を一〇〇％成功させていく従来の「ゴルゴ13」的外科医に対して、あわてふためき、仕事でもプライベートでも悩みまくる『ER』のメンバーたち。

自分の若いころを思い出して、ちょっと気恥ずかしくなったりするシーンもある。しかしあそこまで病院は「院内恋愛」の巣窟ではない。わたしが縁がなかっただけかもしれないが。

しかし、同じ病院内で、相手をとっかえひっかえ、ケンカしたり、仲直りしたり、三角関係になったり。とにかく、仕事中に患者さんの治療をしながら、痴話ゲンカまでするのである。少なくとも日本の普通の病院ではありえないので、読者のみなさん、ご安心ください。

『ER』で驚かされるのは、恋愛沙汰にとどまらず、従来の医療ドラマでは決して見られない「リアルさ」である。

『ER』では、救急で担《かつ》ぎこまれてきた患者さんを、スーパードクターが現われて、神業《かみわざ》のごとき処置をして救うわけではない。ときにはレジデント、ときにはチーフレジデント、ときにはスタッフが、あわてふためきつつ、ケンカしつつ治療にあたる。ときには処置に失敗して交代させられ、ときにはスタッフでさえ判断ミス（医療ミスではない）をする。いったん処置で落ち着いた患者さんが急変する。いったん帰宅した患者さんが再び担ぎこまれてくる。実に従来の医療ドラマにないリアルさだ。

待合室にあふれる診察待ちの患者たちもリアルだ。

「もう五時間も待ってるんだぞ！」

という患者さんの叫びには、思わず「それじゃ救急外来じゃねえだろっ！」と突っこんでしまうところだが、いや、他人事《ひとごと》ではない。

わたしの勤める病院でもこういうことがある。内科の新患外来はいつもあふれている。いちおう午前十一時半までが受付だが、実際にはそのころにどっと増えるので、まあ十二時過ぎまでは受け付けているだろう。最後のほうの一〇人ぐらいはたぶん待ち時間が数時間になることもありうる。ところが、午後になって飛び込みで来た患者さんは、「新患患者」でなく「時間外飛び込み患者」とカウントされるので、その日の時間外担当の医師が診察する。

ということは不思議なことに、午前中に来た患者さんが、午後二時になってもまだ診察も受けられずにいるのに、受付終了後の午後一時に来た患者さんが、待ち時間なしですぐに診察してもらえるということも、現実に起こり得るのだ！　かつて、午前中からずっと胸の痛みをこらえて待っていた患者さんが、心筋梗塞だったということがあり、さすがにこのシステムは問題になり、病院として改善策を講じた結果、こういう問題はなくなったが、「時間外に外来に飛び込みで来た患者でも原則断わってはいけない」という日本の病院のよき(?)慣習があるかぎり、この矛盾は続く。

さて、『ER』の医者は、いやはや悩みすぎるぐらい仕事でも仕事以外のことでも悩む。恋愛トラブル、兄弟の素行や病気、娘の素行、息子の病気、親の介護、妻との不和、別れた夫とのトラブル、自分の将来、スタッフとの不和、手術の腕の悩み、もう悩みのデパートだ。

さらには、自分自身がアルコール依存やら、薬物依存やら、同性愛の悩みやらをかかえつつ、針刺し事故で感染するわ、事故で腕を切断されるわ、あげくのはてにはグリーン先生のように、自らが病魔で命を落としてしまう。

ちょっと脚本家にやられ放題だが、でも「悩み」に関しては現実の医者もそんなものなのだ。

つまり「医者もめちゃくちゃ生身の人間だ」ということだ。

だから、仕事と同じぐらいプライベートでもいろんなことがある。こんな当たり前のことをわざわざ書くほどに、今までの医療ドラマの医者は、仕事しかせず、プライベートは存在せず、寝なくても平気、そのイメージのほうが当たり前になってしまっている。現実にはそんなスーパードクターは（どこかにいるかもしれないが）、わたしの知るかぎりは存在しない。

『ER』の登場人物ほど濃厚ではないが、みんな必ずプライベートで悩みをかかえている。みなさんは、医者に診てもらっているとき、そんなことはまったく考えないだろうが、その先生は実は嫁姑問題で、疲れきっているかもしれない。子供が学校で問題を起こして校長に呼び出されているかもしれない。奥さんがアルコール依存で、悩んでいるかもしれない。十分、現実にありうることだ。

●医者が病院を去るとき

もうひとつ『ER』のすごいところは、「病院の去り方のリアルさ」である。

最終回でもないのに、シーズンの途中で突然、登場人物の医者や看護師が退職し、次の回から登場しなくなる。長い間、『ER』を支えてきた人気のある登場人物が、突然ある回で出番終了なのだ。普通はドラマだから感動的な去り方をしそうなものだが、本当にスポーンと去っていってしまう。

でも本当にこれが「医者や看護師が病院を去るとき」の「現実」である。

前章でも述べたとおり、二〇〇四年より始まった新研修医制度では、研修医が自由に研修先を選べるようになり、医局が市中病院の人事をつかさどる制度は崩壊したが、まだ中堅以上の医者は、原則として医局から命令が来て、病院に着任もしくは転勤する。それでも「医療崩壊」で燃え尽きて、中堅以上の勤務医が医局と縁を切って、突然やめていく。後任の医師がくるわけでもなく、突然消えてしまう。

医者が自分で自分の就職先を見つけなければならないこれからは、こういうやめ方はもっと増えていくだろう。

『ER』はまたやめていく理由がすごい。ベントン先生は子供の世話のために、コーディ先生はカーター君の暴走の責任を取って、チェン先生は親の死をきっかけに中国へ。

脚本家はどうやってこの「去る時期と理由」を決めているのだろう?

心が折れて消えていく医者もいる。ドラマの中のことだと言っていられない。現実に心が折れてやめていく医者は多いのだ。

もっとすごい去り方は、外科部長のロマノ。

「辛辣な発言と華麗なメスさばき」がキャッチフレーズ。腕はいいが、人格にかなり問題のあるロマノ部長。嫌《いや》みったらしく毒舌で、みんなの嫌われ者。「上司にしたくないランキング」で間違いなく上位であろう。だが、手術の腕は誰にも負けない超一流。

みんながロマノの悪口を言っているときに、ＥＲの受付のおっさんが、

「それでもおれは、（自分が病気になれば）ロマノに手術してほしいね」

と言っていたシーンが記憶に焼きついている。

しかしロマノ先生は事故で腕を切断してしまい、手術ができなくなる。誰にも相手にされなくなったロマノ先生、強引に片手で手術をして、若い医者に罵倒される。

屋上でひとりたたずむロマノ先生の、トレードマークであるバンダナが風に吹かれて飛んでいくシーンは印象的であった。

だが、現実にはある一流の外科医が、手術ができなくなったからといって、その病院での存在価値が消えるわけではない。誰でもいつか必ず「技術」の引退の時は来る。

それまでの実績や外科医の資格が消えるわけではないし、手術はできなくても何らかの別の目標をもって働きつづけるであろう。

ところが、ロマノ先生は何の前ぶれもなく、ある回で突然、ヘリコプターの下敷きになって死んでしまった。なぜ、彼がそういう死に方をしなければならなかったのか、ストーリー

展開上の必然性が今でもよくわからない。

「別れは必然性などなく、突然訪れる」ということなのだろうか（リアルすぎる）。

●医者は「自己犠牲を払って当然」か

突然ではあるが、あなたは自分が何のために毎日働いているか、考えたことはあるだろうか。

仕事とは、「仕えること」という文字どおり、「他人のために働く」ことだそうである。

医者は、この点「他人の健康や命のために働く」という、本来実に、目的のはっきりしたもので、なおかつ結果が目に見える、わかりやすい職業のはずだ。だが、不思議なことにその「あるべき姿」にはさまざまな意見がある。

よく意見が分かれるのは「医療従事者は自己犠牲まで必要か」であろう。たしかにドラマとはいえ『ＥＲ』の登場人物は、銃弾飛びかうアフリカの某国でも命がけで医療に従事するのだ。

わたしにはとてもできそうにない。自分自身の医者生活数十年を振り返っても、間違いなく寿命は縮まる仕事内容であったと思うが、自己犠牲かといわれると、ちょっと困る。

だが最近の報道番組を見ていると、不眠不休で働く救急医や、三六時間連続勤務の外科医、数日に一回の当直や呼び出しを受ける産婦人科医や小児科医が紹介される。これらは十分、自己犠牲に近い働きぶりだ。

わたしの若いころの個人的な経験で言わせていただくと、労働内容よりも、体調の悪いとき、風邪のときに休めないのがつらかった。また、当直明け連続勤務そのものより、そのあと自宅に帰り、疲れが取れないうちにまた呼び出されることがきつかった。

「自己犠牲」といえば、第2章でも取り上げた『最上の命医』である。

なにしろこのマンガ、単行本があっという間に売り切れるほど大人気らしい。

わたしも少年時代に読めば、熱狂したかもしれない。だが、少年時代『ブラック・ジャック』に感動したわたしも、もう中年。フィクションの世界でなく、「現実」の医療の世界に生きている。読みながらつい多くの「?」を感じてしまうのだ。

その中に、主人公のこんなセリフが出てくる。

「医者に必要なものは、殺す覚悟と死ぬ覚悟」

死、死ぬ覚悟って……?

比喩的な表現かと思えば、そうではなく、実際に主人公は車にひかれそうな子供を助けるため車道に飛びこんでゆく。文字どおり「死ぬ覚悟」で。そして「これが医者としてもっとも大切なこと」と言うのだ。

うまく表現できないが、何となくもやもやする。

だが、ある報道番組のアナウンサーは、「医者の自己犠牲の精神はどこに行ったんですかねえ」と言っていたし、世間もそれを当然としている節がある。患者さんにもそれと同じようなことを聞かれたことがある。

そして、医者の多くが新型インフルエンザのワクチンも打たずに、大量の患者さんを連日診察しているのは、世間では「当たり前」ととられているようだ。

つまり、わたしの中にあるもやもやを、あえて言葉に置き換えると、

「まさか、世間ではあれだけ過労死が問題になっているというのに、医者だけは過労で死んでも当然と思われているわけではあるまいが」

ということだ。

「会社のために仕事するな。自分のために仕事しろ」「週末は仕事のことを忘れろ」という言葉は、もちろんわれわれ医療の世界にはあてはまらない。

実際の医者の中には、自己犠牲としか思えないほど超人的な勤務をこなす方は多い。

「つらいことをするのが仕事だ！」などと言う医者もいる。

たとえばかつて当院にいたS先生は、深夜も休日もずっと病院にいた。S先生の家族は大変だったと思う。また、いつも深夜に指示が出るので、それはそれで病棟の看護師さんたちは大変だったようだ。

S先生自身、燃え尽きて病院を去っていった。

S先生までいかなくても、医者の家族はけっこう巻きこまれている。たとえば、休日に奥さんが学校の行事その他で外出中、小さな子供と家で留守番する若い医者。病院からの突然の呼び出し！　あわてて子供を連れて病院へ。休日に病院の医局で、子供がぽつんとTVを見てるのを昔はよく見かけたものだ。

われわれ勤務医は一年間のうち、代行をたてて休めるのは夏休みの数日間だけだ。週末もゴールデンウイークも正月も、絶対呼び出されないという保証のある休みなどない。家族は頻繁に犠牲になっている。先日も当院の泌尿器科の先生が、連休前の週末に、

「連休中に患者さんの（普段遠くて来られない）家族に病状説明を頼まれたんだよなあ。家族とUSJに行くあすの予定がドタキャンだよ。あいつら怒るだろうなあ……」

と詰所でつぶやいていた。ドラマにはあまり登場しないシーンだが、現実にはよく見かけ

る光景である。

年末年始やゴールデンウイークでも、絶対に家族旅行の予定など入れられない。そのときにどういう状態の入院患者を担当しているか、予測がつかないからだ。いや、むしろその時期ほど入院は多い。

また、TVや雑誌で紹介される不眠不休で働く医者たちを見て「こういう医者たちに比べれば、忙しいったってうちはまだましだよ」という上層部が当院にもいて、とても困る（ぜったい医療崩壊報道の使い方を間違っている）。

だが世間の方々は、この上司と同じ考えのようである。たとえば、こんなネット上での書き込みがある。

「専門の医者がいないという理由での救急受け入れ拒否は許せない。医者が不足していようが疲れていようがそんなことは関係ない。夜間休日でも自宅にいる医者を呼び出せばいい」

これでは医者は本当にみな倒れてしまいます。

だいたい医者にかぎらず、ある人間が倒れたあと、彼の仕事の代行は誰がするのだろう？残された家族の生活や住宅ローンは、誰が面倒見てくれるのだろう？

「救急たらい回し」の実態

医療機関に受入れの照会を行なった回数ごとの件数

		1回	2〜3回	4〜5回	6〜10回	11回〜	計	最大照会回数	集計不能
重症以上傷病者	件数	344,778	49,680	9,594	4,235	903	409,190	49	20
	割合	84.3%	12.1%	2.3%	1.0%	0.2%	100%		
産科・周産期傷病者	件数	13,645	1,904	484	218	47	16,298	26	19
	割合	83.7%	11.7%	3.0%	1.3%	0.3%	100%		
小児傷病者	件数	267,081	47,922	6,766	2,136	244	324,149	30	21
	割合	82.4%	14.8%	2.1%	0.7%	0.1%	100%		
救命救急センター等搬送傷病者	件数	375,635	53,958	10,744	4,910	1,067	446,314	41	30
	割合	84.2%	12.1%	2.4%	1.1%	0.2%	100%		

受入れに至らなかった理由ごとの件数

		手術中・患者対応中	ベッド満床	処置困難	専門外	医師不在	初診（かかりつけ医なし）	理由不明その他	計	集計不能
重症以上傷病者	件数	26,639	25,420	28,226	15,099	5,172	373	25,892	126,821	46
	割合	21.0%	20.0%	22.3%	11.9%	4.1%	0.3%	20.4%	100%	
産科・周産期傷病者	件数	1,006	546	1,311	739	397	97	1,483	5,579	34
	割合	18.0%	9.8%	23.5%	13.2%	7.1%	1.7%	26.6%	100%	
小児傷病者	件数	18,211	3,425	14,032	23,725	9,538	145	17,209	86,285	44
	割合	21.1%	4.0%	16.3%	27.5%	11.1%	0.2%	19.9%	100%	
救命救急センター等搬送傷病者	件数	25,752	21,445	28,214	21,399	6,571	284	33,178	136,843	58
	割合	18.8%	15.7%	20.6%	15.6%	4.8%	0.2%	24.2%	100%	

（出典：上下とも総務省消防庁「平成20年中の救急搬送における医療機関の受入状況等実態調査の結果」より）

●どんなにつらくとも、医者が喜んで働けるとき

わたしはこう考える。

世の中、楽な仕事、自由な仕事などない。

仕事はもちろん、何らかを犠牲にしなければならない。ときには夢を犠牲にする。

だが犠牲にするのが「命」や「健康」であることを強制されるようなことは、医者に限らず、あってはならないのではないか。

『海猿』（医療ドラマじゃないけれど）でも、上官が、

「おれたちの任務は生きて帰ることだ！」

と叫んでいた。

医療職ならなおさらのこと。親からさずかったたったひとつの命を大事にできなくて、他人の命や健康を守れるだろうか。

ではあらためて、仕事、つまり「他人のために働く」とはどういうことだろうか。

あるクリスチャン系の高校では、生徒たちに「他人のために泥をかぶるのが仕事だ！」と教えている。その考え自体は素晴らしいが、わたしの考えは違う。

「他人が泥をかぶらないようカサを差し出し、自分もかぶらないよう努力し、そのカサを開

発したり、作ったり、売ったりすることを仕事にしたい」

そういう考えでも、社会に出れば、かぶる気がなくてもいやというほど泥をかぶる。だが何も最初から泥に向かって突っこんでいく必要はない。

わたしの現時点（今後も考えは変わっていくだろうが……）での「仕事の定義」はこうだ。

自分のしたことで他人の喜ぶ顔を見て、自分もうれしく、やりがいを感じる。それが仕事。

自分のしたことを誰も知らず、誰も喜んでなければ「自己犠牲」ではなく「ただの犠牲」ではなかろうか。誰も事故、災害、病気の「犠牲者」にはなりたくない。

この「喜ぶ顔」というのは実はかなり大事だ。

思えばわれわれの世代の医者は、若いころ、それが当たり前のように夜間休日など無給で働いた世代だ。今と異なり当直明け休暇などなく、年休などほとんど取らなかった。わたしは結婚した年の年末も正月も、ある入院患者のお年寄りのために病院に泊まりこんでいた。電話で妻に「あけましておめでとう」と言ったのを思い出す。

だがこれ自体は、決してつらい思い出ではないのである。激務で、疲れたけれどもつらくはない。「強制された」というイメージではないからだ。なぜならその当時はまだ医療崩壊のイの字もなく、われわれは「患者さんに信頼されている」と信じていた。だから、誰からも強制されることなく、みなこういう無給の時間外勤務はしていたし、「患者さんの喜ぶ顔」が時間外手当がわりだったのだ。

が、いつのころからか、おかしくなってしまった。

医者はまったく信頼されず、みな病院を嫌っており、「喜ぶ顔」が少ないにもかかわらず、世の中は、

「医者だから不眠不休、過労、自己犠牲は当たり前だろう！」

と要求し、医者の側は、

「不眠不休や時間外勤務を強制されるのはおかしい。われわれも労働者だ。今までの医者の働き方が間違っていた。労働基準法にのっとり、要求するべき権利は要求しよう！」

と時間外手当や当直明けの休み、十分な年休などを要求するのが今の流れだ。

現実に過労死した医者や燃え尽きてやめていく医者がいる以上、この流れは間違ってはいない。

でも、なにかさみしくなる医者と患者の関係の変化だ。

「信頼されているから、喜んでもらえるから、無償でも働ける」から「信頼されず過労を強制されるから、無償では働けない」への変化……。

ある俳優が、「命をけずって（このドラマ）頑張ります！」とコメントしていた。そう、たしかに仕事で命をけずってもいいと思えるときがあるのはたしかだ。だが、それは本人が思うことであって、他人に「それが当然」のように思われたり、金を出されて強制されることとでは決してない。

今でも、「激務だけど、つらくない」と自発的に思う医者たちによって、現場はかろうじて支えられていると思う。

実態不明の医療評論家、どこかの県の役人が唱える「医学生の授業料を免除するかわりに、卒後強制的にその県で働く案」など、お金を交換条件に出されるような案など、われわれ医者の心にまったく響かないのは当たり前なのである。

●医者だって長生きしたい

さて、最後にもう一度『ＥＲ』に話を戻そう。

『ＥＲ』の登場人物たちは、脚本家にやられ放題で、いつもひどい目に遭っているが、つらい、痛々しいドラマではない。ここまで読まれたみなさんはその理由がおわかりになるであろう。彼らは自分の意志でERを選び、誰からも強制されたわけではないのだ。去るときも自分の意志で去ってゆく（事故死するロマノは例外）。

唐突に去っていく『ER』の登場人物たちだが、唯一、余韻を残して去っていったのは、超古参のグリーン先生だろうか。脳腫瘍になり、「仕事だけの人生はむなしいよ……」と言って、去っていった。

このときのグリーン先生、超古参といってもまだ三十代。今のわたしよりはるかに若いのに……。このセリフ、脳腫瘍でなくても、高齢で倒れても同じである。

ドラマの医師は、自分が病魔に冒されても、限界ぎりぎりまで勤務する。

ドラマでなく現実でも、いや、病気でなくてもそうだ。基本的に日本人は自分の身体のことを考えずに、寿命をけずってでも仕事に打ちこむことが多い。

入院をすすめても「今は仕事休めない」と言って拒否する人は実に多い。

「熱ぐらいで休めない」と出勤して周囲にウイルスをまきちらしては仕方ない。自分のためだけでなく「他人のために休む」という発想も必要なのだが。

だがこんなことを言いつつ、実はわたしも三十代のときに二回過労で倒れたことがある。

そのうちの一回はおたふくで、睾丸《こうがん》が腫《は》れあがり、もう少しで子供が作れなくなるところだった。あやうく自分の子孫を犠牲にするところだった。

年齢にもよるだろう。打たれづよい二十代、三十代は自分の生命エネルギーを放散する生き方も時にやむをえないが、五十代以降は（「林住期《りんじゅうき》」ではないが）自分にエネルギーを満たす生き方も必要だろう。四十代は過渡期か？

わたしの父は、昭和ひとケタ生まれだけあって、身体にむちうってひたすら仕事に打ち込み、六十歳の定年と同時にもうボロボロ、病気のデパート。六十五歳より寝たきり、七十一歳で死んでしまった。少なくとも老後や第二の人生は犠牲にしている。孫の記憶にもかろうじて残った程度だ。だが六十代で寝たきりの父を見て、

「ああ、今まで仕事頑張ったからだもんなあ、仕方ないや」

などと家族は思いはしない。孫の成長を見てほしかった。

『ER』のグリーン先生にも、長生きしてさらに多くの患者の命を救い、コーデイ先生との間にできた子供の成長を見届けて引退してほしかった。

仕事は大事であり、人生の大部分を占めるが、仕事におしつぶされる人生はあまりに悲しい。

医者は過労死しても仕方ない、などとは、ぜひ思わないでほしいのである。

第5章　誰が作った「医者性悪説《せいあく》」

――なぜ、これほど不信感を持たれるのか

【この章に登場する医療ドラマ】

『Tomorrow ～陽はまたのぼる』

○八年TBS系列放映のドラマ。

かつては外科医だったが、ある医療事故を機に医者をやめ、市の職員として働いていた主人公の森山航平《もりやまこうへい》（竹野内豊《たけのうちゆたか》）は、三〇億円もの負債を持ち、病棟の半分以上が閉鎖、医師の不足といった問題を抱えていた市民病院の再建プロジェクトに参画し、看護師（菅野《かんの》美穂《みほ》）との出会いを機に、外科医として再びメスを握ることとなる。ひとたび復帰するや、産科の手術を麻酔科医なしでこなすなど、施療分野を問わずに次々と難手術を成功させ、スーパードクターぶりを発揮する。

●外国人だけが日本の医者を評価する？

さて、この世で一番大嫌いな人間を思い浮かべていただきたい。

その人がふらふらになって頑張っているところを想像してほしい。意外と心動かされないことに気がつくのではないだろうか。

そう、人間は自分の嫌いな人間の努力や苦労に感動しない。

医療が崩壊しつつあるのに「(医者の) 忙しさなんて言い訳にならない」「医者は社会的常識がない」と発言してすぐ撤回した政治家にしても、たぶん医者が大嫌いなんだろう。「わたしはあなたなんて実は大嫌いなタイプ！」と女性に言われてすぐ撤回されたようなもので、撤回されても、こっちは全然うれしくない。

たしかに「医者には社会的常識がない」と言われると、思い当たる節もある。

たとえば病院がどんなに赤字で、Ａの薬よりＢの薬を使ったほうが収益が上がるとわかっていても、ほとんどの医者はそんなことに頓着しないで自分の使いたい薬をオーダーする。時間外勤務をいちいち申請することもない。当直明けもそのまま働く。政治家や大会社の社長であっても、一般の方と同じように診察する。

マンガ『島耕作』シリーズで、「(ただのおじいちゃんのように診察されたけど) 実は××

会社の会長と知ったら、（あの医者）驚くだろうな」というセリフがあったが、残念ながら、医者が驚くことはない。

そもそも病院内では、社会的地位や株価は影響しない。それが「医者の社会的常識のなさ」ではある。逆にそれこそが「医は仁術」たりうる条件だったはずだ。

たとえば病院への患者さんの未払い金は、ある県立病院四病院で二億円近くになるという。普通の会社で「お客さんの商品の代金、未払いが二億円」などということは、社会常識上ありえないだろう。

指導医講習会の打ち上げで、ある先生が、酔いにまかせて言い放った。

「日本の医療を視察に来たロシアの政治家が『日本はなんて素晴らしい共産国家だ！』と叫んだらしいんですよ。日本人全員が、いつでもどこでも公平に、しかも自費でなく保険で医療を受けられる。外国では考えられない素晴らしい国であること、みんなわかってるんですかね」

そう、外国の政治家は評価するが、日本の政治家と国民は自国の医者を評価しない不思議な国、ニッポンである。

●「再現ドラマ」の衝撃――医者は「庶民の敵」なのか？

そのようなわけで、世間の医者に対するイメージの悪さはひしひしと痛感していたが、それでもぶったまげたのは、日曜夜の人気番組『行列のできる法律相談所』の中での医療訴訟の「再現ドラマ」。

「いくら再現ドラマとはいえ……いや、再現と銘打ってるからこそ、これはまずいんじゃないの？」と思える内容である。

ある日の放送の一場面を紹介しよう。

ある若い男性が、がんこな咳で大病院にずっと通院するも原因がわからず、肺のＣＴを撮っても、なおはっきりしない。後日急変し、実は気管支の腫瘍であることが判明。あらためてＣＴを見るとそれらしき影が……。主治医は家族に訴えられ、裁判ではＣＴで腫瘍を見逃したことが認められ、家族が勝訴する。

この判決自体も、いくつか不思議に思う点があるけれども、それは言うまい。ここで言いたいのはドラマの構成だ。

この文だけではピンと来ないかもしれないが、一言でいうと「医者＝悪」「患者＝被害者＝善」の図式の強い構成で、医者役の俳優のセリフや態度が現実離れしているのである。Ｔ

Vだからある程度の誇張、デフォルメは仕方ないとはいえ、「現実の事件をもとにした再現ドラマ」と銘打っている以上、ちょっとその「ありえない度」はひどすぎるように思えた。

「マスコミは弱者の味方」というが、医者は別に「強者」でもなんでもない。

ところが、この「再現ドラマ」では、訴えられた医者が大病院の窓から見下ろし、玄関の入口で弁護士が「巨大な敵に挑む！」という感じで下から見上げ、二人の視線が火花を散らす、という到底ありえない光景から始まり、病院内で調べ物をする弁護士の元に、その医者がわざわざ寄ってきて、憎々しげにこう言う。

「あなたが弁護士ですか。まあせいぜい頑張ってください。うちの病院はねえ～、訴えられて負けたことないんですよ」

訴えられた医者が、そんなこと相手方の弁護士に言うだろうか！　絶対なかったはずの光景を、わざわざ「再現」しているのである。

そして、再現ドラマの後に、医者役の俳優が画面に登場してこう言う。

「いやあ、憎らしげに演じましたよ。なんせ、庶民の敵ですからねえ」

なぜ？「医者が庶民の敵」？　怒りと悲しみを飛び越えて、まさに絶句するしかなかった。

わたしはこの再現ドラマを見ていて、ある医療裁判の遺族の方が書いた「医者は訴えられても、痛くもかゆくもないだろうが……」という文章を見て仰天したことを思い出した。

第1章にも書いたが、さまざまな医療裁判の事例を目にして、当事者でなくても、医者は「えっ、これで訴えられるの？」とへこむのである。ましてや、訴えられた当事者が痛くもかゆくもないはずがないではないか。だが、「許せないスイッチ」が入ってしまった遺族には、そういうふうに見えていたのであろう。

●訴えられてもふてぶてしい医者などいない

たしかにドラマに出てくる悪い医者は、文句をつけられても、訴えられても、悪代官のように平然としている。人間は見たものが感情により増幅されて目に映るのだ。つまり悪と思った相手は、憎々しい表情に見えるのであろう。

「痛くもかゆくも……」と並んで、こんなお怒りの意見がある。

「医者は訴えられても、まだ患者のことより、自分が医者を続けられるかどうかを心配しやがって」

いや、そんなことはないと思う。裁判にいたらず示談で終わっても、医者をやめる人は多い。わたしのまわりの医者に聞いても、みなそれほど医者という職業や、自分の今のポジションに固執していない。そこまでして続ける気にもならない。

でも、突然やめればまわりの医者に迷惑がかかるし、第一、そんな高額の賠償金、払えません。自己破産です。

ドラマと現実は違う。訴えられてもふてぶてしい財前のような医者は、現実にはいない。いや、むしろみな、あわてふためいてオロオロするようだ。

当院のリスク管理委員会のM先生が、ある訴訟の裁判前の話し合いで意見を求められ、裁判所から帰ってきて、ため息まじりにこう言った。

「医者って、基本的にみんな真面目なんですよ。だから、訴えられるとあわてふためいて、いかに自分が医学的に正しいことをしたかを一生懸命必死でしゃべる。ところが相手側は、そんな専門的なことには興味がないんです。ともかく被害者の抱いている、やりきれなさをどうしてくれるんだ、という感情論が優先でなんか話が嚙み合わないんですね。あれが本当に医療訴訟なんだろうか?」

まるで映画『それでもボクはやってない』の一シーンのセリフや映画監督の言葉のようだ。

「みんな、自分が悪いことをしてないんだから、話せば裁判官はわかってくれる、と思ってる。それはちがうんです」

「彼らの理屈は『法を犯したやつが自分から犯しましたなんていうわけない』なんですよ。ですから、いくら医学的な正当性を説明しようとしても、聞く耳持ちません」

「人間は見た目と思い込みのイメージが九割」であろう。「相手が最初から不信感をもって、思いこんでるときにいくら説明してもはもらえない」というわけだ。

X先生は、医療裁判で法廷に立ったとき、

「今まで真面目に頑張ってきて、何でここに立っているんだ？」

と、思わず涙があふれたという（本人の口からわたしが直接聞いた話である）。

ドラマはフィクションだから文句をつけても仕方ないとしても、さきほどの再現ドラマのようなデフォルメは、どこまで許されるのだろう。

たとえば、ラーメン店が行列にサクラを並ばせるのは、法的にぎりぎりOKなのだそうである。だがこれはイメージアップを狙うものだからだ。イメージダウンさせるほうはどうだろう。ここまで医者のイメージを必要以上におとしめる必要があるのだろうか。

医者、病院おたくを自称する司会の島田紳助《しまだしんすけ》氏は、企画段階で「こんな医者おらんやろ

～」と、突っこまなかったのだろうか。

しかしわたしがさらにショックだったのは、わが家の家族が、いくら医療関係者でないとはいえ、前述の再現ドラマを見てもケロッとしており、別に違和感がなさそうであったことだ。その後もどこからも「あの再現ドラマの医者像はおかしいよね」という声はまったく聞かない。

実は日本人みな『白い巨塔』以来、「医者訴えられドラマ」の「架空の世界」にはまっているのではないだろうか？

「訴えられドラマ」にかぎらない。みんなどっぷり医療や医者に関しては「思い込みイメージ」にはまっている。

ドラマ『ER』で、女医アビーに対して、ある患者が、

「あんたは美人でかしこくて、いい夫と子供にかこまれて幸せな人生を送ってきたんだろうが……」

と言うシーンがあり、『ER』のファンはみな「こらこら、どこがやねん！」とTVに向かって突っこみを入れたことだろう。

アビーは、精神疾患の母と弟をもち（いつもケンカしてた）、前夫とは離婚し、アルコー

ル依存症になって治療もし、カーター君との恋愛もうまくいかず、子宮を手術で摘出されてしまったし、出産においても赤ちゃんは危険な状態で生まれ、しばらくは大変であった。

しかし世間における「女医」のイメージというと、セレブそのものということになるのだろうか。

まあいまどき「医者は自信満々で、高収入で豪邸に住み、高級外車を乗り回し、夜は料亭で接待受けている」などというイメージを持っている人はいないと思うのだが……。わたしはボトルコーヒーを買ってきて、妻に「何で安売りの日に買ってこないの！」と怒られている。これが中年勤務医の現実だ。

●医者と患者の関係を壊す医者批判本のすごい中味

わたしの同級生の小児科医は「誠意を尽くしていれば、医者への誤解はいつかは解ける」と言う。だがそれは理想論であり、彼は思い込みのイメージの怖さというものがわかっていない。

いったんできあがった悪いイメージを覆《くつがえ》すのは至難の業だ。

最近の「医療崩壊」報道まで、医者は今までずっと、医療批判、医療ミス報道でイメージを落としつづけられていたと思う。特に二〇〇〇年代前半はつらかった。

理想論としては、同級生の言うように、どんな状況でも誠意を持って物事にあたるべきだろう。しかし考えてみてほしい。われわれだって血の通った生身の人間である。

外来で自分がずっと診ている人や、以前入院していた人ならともかく、まったく知らない人が突然緊急入院してきたような場合、そこでわれわれが「頑張ろう！」と思うのは、患者の家族の「おねがいします」のひとことだ。「おまかせします」のひとことで、どれだけ力が湧き出て、疲れも睡眠不足も吹っとんでしまうことだろう。逆に今までまったく面識のない家族が、はじめから不信感丸出しで患者の横に仁王立ちしていたら、十分に誠意が湧いてくるわけがない。

ところが、このわれわれの思いをぶちこわし、医者と患者との関係を壊そうとする本が多く存在する。

たとえば、そういう本では、

「医者におまかせしますと言ったら、何をされるかわからない！」

さらにすごいのは、

「医者は、患者を治そうなどと、実はまったく考えていないのだ！」

なぜか断定型。いや、本当にそう書いてあるのである。

ここまでいかなくても、どの本にも共通するベタな医療批判があるのだ。

たとえば、

「医者は病院の収益のために、薬をすぐいっぱい出す」

「医者は患者を検査漬けにして、臓器を診て人間を診ていない」

「医者は勉強ばかりして勝ち抜いてきたので、人の痛みがわからない」

「医者は西洋医学のみが一番で、民間療法や東洋医学を認めない」

「医者は寝たきり高齢者をチューブ栄養で、一分でも一秒でも長く生かそうとする」

どれもよく聞くベタ批判だが、まったくデタラメだと断言してよい。

すべて反論していると一冊の分厚い本ができそうなので、いくつかについてだけ簡単に書くと、われわれ医者はできるだけ薬を出したくないし、仮に病院の収益を増やしたいトンデモ医者がいたとしても、薬価差益システムで、薬の処方の多さは、病院にはあまり利益にならない。

こんなこと、少しでも調べたり、誰かに聞くかすればすぐわかることだ。

医療費の半分は、病院でなく、製薬会社や医療機器メーカーへ流れているのだ。

なんてことを言うと「だから医者は製薬会社からリベートをもらって、その会社の薬を乱発してるんじゃないか?」とまた言われそうだ。

少なくとも現場の医者は、多忙な業務の合間に「××会社の薬を多く使おう」なんて考えている余裕はない。では病院の上層部がリベートをもらってるとしても、別に「××会社の薬を使え!」などとわれわれに命令するわけではないので、これではリベートの意味がない。

MRさん(製薬会社の営業担当)の言葉を紹介しよう。

「ある薬を使ってほしかったら、リベートを贈るより、現場の医者に会って薬の説明をしたり、研究会を開くほうがはるかに効果的でしょう。上層部間では、昔は製薬会社による院長への接待ゴルフなんてものがあったかもしれませんが、今はないと思います。ただ大病院への研究寄付金というものはあり、あれをリベートもどきといわれるとつらいですが……。でも、それでも薬を処方する現場の医者には関係ないですよね」

●「臓器を診て人間を診ず」の大いなる誤解

また、「臓器を診て人間を診ず」などというのは「検査値を診て患者を診ない」とか「術野を診て人間を診ず」とか、もう手を替え品を替え言われつづけてきたベタ中のベタ批判である。

最近もミリオンセラーとなった『病気にならない生き方』（サンマーク出版）の199ページに、小見出しでしっかりと「臓器別医学は医者をダメにする」とある。

そろそろ誰かに、声を大にして言ってほしい、と思っても誰も言ってくれないので、わたしが言わせていただく。

「ひとつの臓器だけを診て治療するなどということは、やろうとしてもできません。誰かを本気で好きになるとき、その人の顔だけが好きでは長続きしないでしょう？　その人の欠点もふくめてすべてを受け入れなければ」

たとえば患者さんが肝臓の病気で肝臓内科に入院しても、肝臓が原因で胸水がたまって肺や心臓を圧迫していれば、その治療も並行して全身管理しなければ死んでしまう。

だが著者の新谷弘実《しんやひろみ》先生は、この本の中でこう書く。

「見るからに顔色の悪い患者を目のあたりにしても、自分は胃腸の専門だからと、ただ腸にコロノスコープを入れて、ポリープはないか、ポリープはないかとただそれだけを診て、『ポリープもガンもなかったですよ、よかったですね』と帰すのでは、あまりにもお粗末で

す」（同書200ページ）

お粗末も何も、そんな医者は、二〇〇％いるわけないのである。あくまでたとえ話だというのだろうか？

どうも一部の医療批判家は「臓器を診て人間を診ず」の意味をとりちがえているようだ。これは「自分の専門の臓器だけ診て他の臓器や全身管理は診ない」という意味ではない。くりかえすが、そんな医者はいない。

「病んだ臓器の治療だけでなく、他の病気との関係も考え、その人の話もよく聞き、その人の気持ちも考え、生活もよく聞き、治療終了後もフォローしなさい」という反語が、本来の意味だったのではないか。

外国の救急専門医が書いた本に、しゃべらなくなって来院した女の子から、じっくり家族の話を聞いてみて、実は家族の糖尿病薬を飲んだ低血糖症状であることを見つけたという話が出てくる。「臓器のみ診るな」とはこういうことだ。

だがたとえば新谷先生の本では「臓器を診て人間を診ず」の反語は「すべての臓器を診る」と解釈しておられるのか、「自分の病院では大腸内視鏡検査の前にすべての臓器の検査をする」と書いておられる。むしろ、そちらのほうが各臓器を診て全身を診ていないことになるのではないだろうか。

また、漢方や東洋医学の方々は、違う意味で「医者は臓器しか診ない」とおっしゃってるようだ。これについては論点が違うので、今回は割愛させていただく。

医者でない医療批判家は、「臓器を診て人間を診ず」をすぐに「木を見て森を見ず」とたとえるが、われわれ現場の勤務医に言わせれば、たしかにわれわれは木にしがみついてフラフラになっているが、彼らは「森を遠くから見てるだけ」じゃないか（失礼）、と思うことがある。

●医者を腐らせる決定的な批判

まあそれでも薬や病院の収益、臓器べタ問題にかぎらず、こういうべタな批判を書いている本は昔から非常に多く、執拗に足払い攻撃を受けつづけているようなもので、まだ少しずつ反論可能だ。

しかし、「医者という人種そのものがダメ！」という論調の本は、ストレートにいきなり顔面に殴りかかってくるので、とっさにうまく防御できない。

「あんたの顔が嫌いなの！」と言われてるようなもので、理屈では反論できないのだ。

思わず「嫌いなら来るなよ！」と逆ギレして、また医者の評判を落としそうだ。

ある医者がこういう本を総称して「医者性悪《せいあく》説本」と呼んでいた。わたしはこれに加えて（医療崩壊でなく）「医療破壊本」と呼びたい。

まあ自分をふりかえってもたいした人間じゃあないし「医者性善説」を唱える気は毛頭ない。だが、「後天的性善説」論者ではある。つまり、善良な方向に自分を修正しないと、医者はとても勤まらないと思う。

わたしにしても、周囲の医者にしても、そりゃあみんながみんな熱いヒューマニズムや使命感に燃えて医学部を受験したわけではないだろう。世間のことをよく知らない高校生だから当たり前。

だが、医者になってみると、実に責任の重い、過酷な労働の世界。だが、なった以上、逃げ出すわけにはいかない。もともと善良でなかった人がいたとしても、後天的に「善良な人間にならなければ！」に修正されていく……はずだ。

だがなぜか「医者性悪説本」「医療破壊本」に対する医者の反論が本になっているのを見たことがない。なぜだろうか。

わたしがかつてある健康雑誌にエッセイを連載していたころの、ある編集者の方の言葉はこうだ。

「みんなが読みたいのは、『病院に行かずに治る！』本か、『医者はこんなにひどい！』本で、医者の正論なんか本にならないんですよ」

なるほど。

だがそうだとしても、医療破壊本の編集者の方々には、

「医者は患者を治そうと思っていないなんて、どう考えても言いすぎじゃないですか？」

「患者のための本と言いつつ、これじゃ医者患者関係をぶちこわすんじゃないですか？」

と著者に突っこんでほしかった、と今さらながら思うわたしである。

●ミスをするのは悪人で、善人ならミスしないのか

本来「ミス」と「善悪」は関係ない。ましてや、医療における「力及ばずの治療結果」と、人間の「善悪」は関係ない。

だがドラマ『Ｔｏｍｏｒｒｏｗ～陽はまたのぼる』では、患者の女の子が、主人公の外科医に向かってこう言うシーンがある。

「先生の（医療ミスをして大学病院を追い出されたという）うわさ、信じません。先生のよ

うないい先生が医療ミスをするはずないもの」

……。

ミスは人間なら誰でも遭遇する。

罪を憎んで人を憎まず。一生懸命頑張っている人間がミスをしても、ガチンコで責めない日本人の阿吽《あうん》の呼吸。

医療ミスも罪ではあっても悪ではない。だが、かつての医療ミス報道は、それを見た人々が医者、病院を「悪」としてとらえてしまう報道をしていたと思う。

そして今日、ついに次のような一文を見ることになってしまった。

「医療問題への刑事事件としての警察の介入は、日本全国に渦巻く医者への処罰感情を、見るに見かねて警察が代弁したもの」

これは、ある新聞の論説文の一節である。

処罰？　処罰を求めるということは、やはり「患者が亡くなって訴えられる医者」＝「罰されるべき悪！」と、とらえられているということだ。

ネットの医者の痛々しい表現を借りれば「誰かが死んだんだから、誰かをつるしあげろ！」というわけである。

これでは西部劇の私刑だ。本来の日本人の善悪観は違うはず。

みなさんももう一度「自分にとって悪人とはどういう人間か」をじっくり自問していただきたい。

「医者は訴えられるリスクを背負った仕事だから仕方ない」と書かれた方に、わたしは言いたい。

「医者の背負うリスクとは、患者さんの人生や生命を左右する責任の重大さのことであって、訴えられるかどうかというリスクでは断じてない」

●医者のモラルは本当に低下したのか？

さて、二〇〇〇年代前半の医者性悪説、医療破壊本よりも、ある意味はるかにきつい医者批判が出現した。二〇〇八年の救急受け入れ不能事件に対して、ある政治家が発した「医者のモラル低下説」だ。

直後に撤回されはしたものの、足払いと顔面パンチを同時に受けたような、きっつい気分である。

ヒラリー・クリントンは「(日本の医者は) 聖職者さながらの自己犠牲であり、アメリカには真似できない！」と驚いたらしいが、日本の政治家は、まったくそうはとってくれていないらしい。

何がきっついかというと、医者はみんな自分が聖人君子にはほど遠いことなど、言われなくともわかっている。が、よく考えると救急受け入れ不能とモラルは関係ないはずだ。

一般の方々が、

「なんで救急病院なのに受けないんだ！」

と思うのもわからないではないが……。だが、この発言をされた政治家は、医者の血筋らしいので「技術より心」の時代を思い浮かべて発言されたのだろうが、すでに述べたように、現代は「心も技術も」「技術不足を心でカバーできるとはかぎらない」時代なのである。「ビタカン注射と聴診器だけで名士になれた時代」（ネット上のある医者の表現）ではないのだ。

もっとすごいのが、ネット上のこんな意見。

重症の妊婦は指定の病院でないと救急で受けられないと、法でそう決まっているのだから、他の病院が診療しないのは仕方がない、という現状に対して、

「法をやぶる悪い医者もいっぱいいるのだから、法をやぶってでも患者を救おうとする医者

がいてもいいじゃないか」

思わず北斗神拳を喰らったように「ひでぶっ！」と叫んで崩れ落ちたわたしである。みなさんはどう思われるだろうか。そう言えば、ブラック・ジャックは無免許だから、診療行為はすべて医師法違反。なんでつかまらなかったんだろう？

さて、前述の政治家は、

「いいくらしをしたくて医者になる。テストの成績がいいから医者になる（こういうなりかたに問題がある）」

というような意味のこともたしか言われていた。撤回した発言をなんで引っ張り出すんだ、などと思わないでほしい。この発言は、日本全国みんなが医者に面と向かって言わなかっただけで、ず〜っと心の中で思っていたことではないかと思うのだ。

これにかぎらず長年にわたる医者への面と向かっては言えなかった不満が、今ネット上で爆発している。それらを見ていると、匿名でなく堂々と著者が自分の身分を明かして書いていた「医者性悪説本」など、まだいいほうだったとすら思えてくる。

ネットの匿名性は、批判する相手への悪意が増長するという欠点はあるが、おかげで医者たちは患者さんたちの本音が聞けるようになったのだ。

こんなに嫌われているのに、嫌われない努力を何もしてこなかったわれわれ「バカ殿」状態の医者たちにも責任はある。

だが、いったい何ができたというのだろう。

たとえばさきほどの大臣の撤回発言。

後半の「テストの成績……」は医者にかぎらず昔からあるベタな「偏差値悪玉説」（勉強のできるやつはダメ）なのでまあ反論可能としても、前半の「いいくらし……」うんぬんは「苦しいくらしをしたくて医者になりました！」なんて言う人は、まずいないので、反論がむつかしい。

でも医学部受験にかぎらず、いろんな遊びや楽しいことを我慢して机に向かって難問を解きながら、

「さあ、将来苦しいくらしが待ってるから頑張るぞ！」

などと思う受験生がいるだろうか。

いずれにしろ、全国民的に浸透してしまったこの「医者性悪説」を打破できる妙案が、ないものだろうか。

第6章　高齢者医療の理想と現実

——医者から見たあるべき「ご臨終」の姿とは

【この章に登場する医療ドラマ】

『ロス：タイム：ライフ』

○八年フジテレビ系列放映、一話完結型、全一一話のテレビドラマ。サッカーのロスタイムをヒントに、死を直前にした主人公の前に、突如、謎の審判団が現われ、それまでの人生で無駄遣いしてきた時間を提示し、その時間だけ死を先延ばしすることを宣告する。死を迎えた人間に「最後に、やり残したことをやれる時間を与えられたら、何をしたいのか」という問いを突きつけ、それぞれの主人公の思いを描き出す。与えられるロスタイムは、回ごとにまちまちで、二時間半から五時間半の場合がほとんどだが、中には二四時間、例外的に一二年という回もある。

●「生と死」を考えるドラマや映画たち

『おくりびと』が第八一回米アカデミー賞外国語映画賞を受賞した。滝田《たきた》監督の「死を扱っているが、実際は生きるための映画だ」という言葉が実に感慨深い。その新聞記事の横に、医療ミスの続報記事が載っていたのはなんとも皮肉であった。

医療ドラマではないのだが、内外を問わず、ここ数年「死と生」「人間の最期」をテーマにしたドラマや映画がとても目につく。

アメリカは「9・11」事件以来、死生観が揺らいでおり、それが映画に反映しているのだという。「アフター9・11映画」なんて表現する方もいるぐらいだ。

いっぽう、日本のほうは、どれも故人からその人の人生やメッセージを受け取ろうとしていて、やはり馴染《なじ》みやすい気がする。銃社会で一神教のアメリカと異なり、死者をゆったり送り出す日本古来の死生観がベースにあるように思える。

『日本人の「死」はどこにいったのか』（山折哲雄、島田裕巳共著、朝日新書）によれば、昔の日本人は、死者の魂を五山《ござん》の送り火のように、自然の中へ、夕日の中へ、浄土へと送り出していく。それが死者との対話だったという。

だが現実はというと、ほとんどの人が毎日の喧騒の中にあって、自分の親や自分にやがて訪れる「死」のことを考えようとはしない。むしろ今の日本人は「老いない」「病気にならない」「死なない」ことばかり考える。

「死」「最期」を、きちんと考えることは「生の意味」を考えることとなのだということに気づいていない。

●臨終の意味とは何か――『ロス：タイム：ライフ』が心を打つ理由

現代人は病院での死を受け入れられない。だからこそ病院に腹が立つ。

最近の医療再生本はほとんどが、医療崩壊の解決策は「医療費の増加、医者の増員」という制度、ハード面に収束しているように見える。

それらは必要条件ではあっても十分条件ではないと考えるわたしに、ある若い先生は、「いや、やっぱりまずはハードの充実ですよ。医者がいっぱいいて、交替で完全にオフの日がもらえて、給料も今よりはるかに多ければ、オンの時間はどんなに忙しくても、つらくても（今よりは）耐えられます」

でも、わたしには、やっぱりここにこそ、日本人のソフト面（死生観、臨終観）の再構築が必要に思う。

この十数年間、われわれ医者が気づかぬうちに、日本全国に病院に対する怒りが渦巻いていたように、このままでは病院での死を受け入れられない怒りがさらに蔓延していくだけではないのか。医者の数が二倍に増えても、嫌われる医者が二倍に増えるだけではないのか(しかも給料は半分だ)。

すべての人は老いて死ぬ。それが「人間」だ。「過程に関係なく、結果が同じならすべては同じ」というのであれば、みんな最後は死＝ゼロになるのだから、若いころの美しさも力も、社会人としての肩書きも、生み出した作品も業績も、ゼロと同じことになるだろうか。いや、同じではないはずだ。

「過程」といえば、何といってもこの小説だ。

ロバート＝ブロックのSF小説『地獄行き列車』。タイトルのおかげでかなり損をしているが名作である。その内容を紹介しよう。

主人公のマーチンは悪魔と取引し、「自分が今こそ幸福で満足と思ったときに、時を永遠にそこで止められる」時計を手に入れる。

結婚したとき、時計を止めようとするも「いや、これは幸せの出発点だ」と思う。仕事がうまく行っても、「もう少し財産をつくれば」と思い、子供が生まれれば「もう少し成長を見なければ」と思い、時計を止められない。

ふと気がつくと、妻も子も去り、心臓を病んだ老人になっている。

悪魔が現われて言う。「今までその時計を止めた人間はいないよ」。

マーチンは気がつく。「人生は到着地（結果）ではなく、（大事なのは）旅の途中（過程）なのだ」と。

はてさて、ではいったい到着地＝「臨終」の意味とは何だろう？

みな親が倒れたときに気がつく。わたしも父が倒れたとき、気がついた。父はかつて病に倒れた祖父の病床に立った。今、わたしは父の病床に立っている。やがて、わたしの横にわたしの息子が立つ日がやってくるだろう。

人生はこのくりかえし。親が存在しなければ子は存在しない。

だからこそ、子供にとっての親の最期は「われわれ残されたものへのメッセージ」になれば理想的だ。

そのためには「臨終」だけでなく、それまで生きてきた人生の「過程」もひっくるめてメッセージにならなければならない。

『ロス・タイム・ライフ』はそういうドラマだ。

人生の最期を迎えた主人公が、臨終の瞬間に今までの人生で無駄に生きた時間をサッカーの試合に模してロスタイムとして与えられ、審判団に見守られながら、その時間を使って、やりたいことをやり、満足して死を迎えるというオムニバス形式のテレビドラマ。土曜日の深夜に一一回放映され、当直と重なって三回ほど見逃したが、実に見ごたえがあった。

ロスタイムを使って別れた彼女に会いに行き、自分に娘がいたことを知るカメラマン。定年前の同僚のために捜査を続ける若い刑事。辞表を会社にたたきつけて友人と誕生日を祝おうとする女部長。

個人的にはこの「部長」編と、漫画家が自分のデビュー作を、幼なじみに出版社に届けさせる「幼なじみ編」がわたしは大好きだ。

テレビ情報誌によれば、各界で評価が高かったという。

さて、このドラマは、なぜあんなにわれわれ視聴者の心を打ったのか？

わたしはこう考える。

臨終の直前に「ロスタイム」を与えられた主人公たちは、誰も「どうせ死ぬんなら同じだ」とゴロゴロしたりしない。与えられた時間で何かをしようとする。

これは「臨終」の瞬間に「ああ、いい人生だった」と思い、まわりにもそう思ってもらうための最後の戦いなのだ。

そして、主人公たちはみな満足そうに死んでいく。重いテーマなのに、なぜか見終わったあと、清々《すがすが》しい。

それは彼らの生き様、死に方が、残されたものへのメッセージになっているからだ。つらい臨終は、残されたものにとっていいメッセージにならない。だから人生の過程も大事だが、最期の迎え方も大事。

だから、われわれ医者が、患者さんの臨終の場で、血液データがどんな値であっても、家族に対して、

「本人は苦しくないと思います」

「よく頑張られました。もうお別れを言いましょうね」

と言うのは、やっぱり幕引きとして大事なことなのだ。

●ピンピンコロリ願望と、寝たきりチューブ漬けの謎

日本全国PPK（ピンピンコロリ）ブームである。とはいっても、これは昔からある「ぽっくり願望」と同じだろう。

もう四〇年以上前の話。法事のたびに高齢の方々があちこちから集まってきて、「どこそこの××さんは、九十歳になったときに、ある日身の回りの整理をして、そのまま眠るように逝ってしもうたそうな」「うらやましい最期やねえ」などと話すのを、さんざん聞かされて、小学生のわたしは、辟易するばかりだった。

そして今度は、医者になって「医者は一分でも一秒でも長く生かそうとチューブ漬け」というベタな病院批判を耳にタコができるほど聞かされて、うんざりしているわけだ。

われわれ医者だって、そんなこと望んではいない。

患者さん自身だって望んでいないだろう。チューブどころか介護を嫌がる方も多い。寝たきり状態は、本人にとって有意義なロスタイム、つまり自分が何か行動を起こす最後の戦いにならないからだ（だって、動けないのだから）。

だが、いくら本人や家族が嫌がろうが、超高齢者社会になる近い将来、寝たきり、介護は著増していくだろう。ＰＰＫは現実には、きわめて難しいのだ。

また、「残されたものの心の準備」の視点から見ると、ＰＰＫは問題大ありである。

自宅で朝起きたときに、親が冷たくなっていたら、子供はまず大パニックである。

子供にとって、一〇〇％満足な親の「いい死に方」などまずない。大切なことは、要は

「ああ、父さん（母さん）はいい人生だった。おれもこれから残りの人生頑張ろう」と思えるかどうかだ。

自宅である日親が冷たくなっていたら、家族、子供は仰天して「いい人生だった」とはなかなか思えないであろう。

これ、自宅でなく病院だと、もっと洒落にならない。家族は入院中の親が前日まで元気で、ある朝呼吸が止まってたら、

「どういうことですか！　先生は昨日までこんなに悪いなんて言ってなかったじゃないですか！」

ＰＰＫはけっきょく、自宅でも病院でも「周囲をあわてさせる幕切れ」でしかないのだ。

そういえば、かつて医者こきおろし本が全盛のころ、「病院で患者さんが急変したら医療ミスを疑え」と堂々と書いている本があった。

いったい、何を根拠に、どういう統計をもとにそんなことを書いていたのかわからないが、人間はいつでもどこでも誰にでも急変の可能性はある。屈強な人間が風邪で休まず働いていて、急変して亡くなることもある。人間は風邪で死ぬこともあるのだ。ある種の風邪のウイルスは心筋炎を引き起こす。

具体的な統計はないが、高齢者が自宅の風呂場で亡くなる事例は、おそらく日本全国かなりの数であろうと思われる。一説では、年間の交通事故死者数（五、六〇〇〇人前後）を上回るともいう。

元気なおじいちゃん、おばあちゃんでもそうなのだから、病気のために入院している高齢者はさらにハイリスク。病院の風呂場で急変する可能性はさらに高くなりそうだ。

だが、これを「いい幕切れ」なんて思うはずがない。

「入院しておまかせしてるのにどういうことですか‼　完全看護でしょうっ！」

と家族は激怒することとなる。

子供にとっては、入院中の高齢の親は、転倒など論外、食事中の誤嚥《ごえん》もダメ！　下痢、便秘もダメ！

わたしは親戚の人が手術で入院したときの、主治医のＩ先生の言葉を思い出す。

「手術と関係なく、病院の外で起こることは、同じ確率で病院内でも起こりえます。たとえば風邪を引きやすい人なら入院中に風邪を引くかもしれません。おうちでよく転倒される方なら、われわれも注意しますが、病院でも転倒することはあります」

これって、実は名言ではないだろうか？

そう、こんな当たり前のことが「名言」に聞こえるほどに、病院の外と中では「確率の流れ」が違うとみんな無意識に思ってしまっている。

●自分の親だけは特別、一般論が通用しない大きな矛盾

ある医療批判家は「医者は寝たきり高齢者をチューブ漬けにして、医療財政を圧迫させる」とベタな批判を散々書いたあげく、その同じ筆で、療養型病院に入院中の母が、軟便なのに内服に緩下剤が入っていたと書き、「母を殺す気か！」と激怒されていた。

母親の軟便でここまで必死になる方が、母親が寝たきりになって食事が取れなくなったとき、「もういいですよ、何もしないでください」なんて言うわけがない。点滴、チューブ栄養は増えていくだろう。

これはこの方にかぎらない。日本国民全員が抱えている大きな矛盾である。みんな高齢者医療では「寝たきりを増やして、むりやり生かして！」と言いつつ、自分の親の話になると、絶対「もういいです」と言わない。

当院のある詰所に、患者さんの書かれた詩が張ってある。

「世の中に何億の母いるとも自分の母に勝《まさ》る母いるや」

いい詩だが、この「自分の親だけは別」という気持ちが、高齢者の医療費を増大させ、医療保険を圧迫し、間接的に「医療崩壊」の一因となっている。

ある新聞に「もうすぐ卒寿」という五十九歳の主婦の投稿が載っていた。その内容を紹介しよう。

「父は九十歳になった。この間まで老健施設で穏やかに暮らしていたが、嚥下困難で肺炎をくりかえすようになった。（中略）『もう、しんどい。生き続けるのは、わしにとって心も身体も重荷に感じてならん』（中略）先日、主治医から胃に穴を開け直接食べ物を流し込む『胃ろう』を勧められた。結局やってもらうことにした。（中略）胃に食べ物が入ると体力がつき、会話ができるようになるかもしれない。そのときは父にもう一度言おうと思っている。『お父ちゃん、卒寿ホンマにおめでとう』」

そう、これが子供の思いなのだ。親を寝たきりの状態でチューブ漬けにしたいわけじゃない。たとえ可能性は低くても、元気になるわずかな可能性にかける。

まだ会話もできる親に、食事が取れなくなったという理由だけで「もういいです」と子供は言えない。だが実際にはそのあとも元気になる可能性は低い。

みなそれは実はわかっている。もし、胃ろうやチューブ栄養によって、高齢者のほとんどが元気になり、自分で食事を取るようになって、退院率九九％が当たり前ならば、こういう投稿は新聞に載らないし、心も打たないだろう。

実はわたしも自分の父の最期のとき「もういいです」となかなか言えなかった。わたしも矛盾から逃れることができなかった。

みな自分の親となると、「もう延命治療しなくていいです」とは言えない。

この矛盾を論じている医療本を見たことがない。これは口に出してはいけない、書いてはいけないタブーなのだろうか（厚労省は、後期高齢者の余命宣告制度にて、患者本人と家族が延命治療を拒否し、その旨署名した場合は延命治療をしないということを制度化しようとし、末期治療に限ってこのタブーにふみこみかけたが、現場にそぐわず、批判を受けて、この話も消えてしまった）。

ましてや子供の思いとしては、病院での親のＰＰＫなど論外である。たとえ本人は希望していても。

個人病院の院長先生が、ある研究会で、

「日本全国ピンピンコロリブームやのに、うちの療養型病院にはつぎつぎ胃ろうをつくった高齢の寝たきり患者さんが送り込まれて来るんやけど……どうなっとんのかねえ」

先生、それはだからそういうわけなんです。

加えて、残された側の人間は、そもそもＰＰＫを本能的、生理的には受けつけられない。よく出会うのはガンの末期の患者さんの場合だ。家族は「もう何かあっても、何もしないでください」と言う。

ところが、ある日突然患者さんの呼吸が止まる。家族はびっくり。

「えっ？　こんなに突然ですか。昨日まで意識あったのに。ほら、まだあたたかいですよ。何とかならないんですかっ！」

というわけで、何もしないどころか遠くにいる家族が全員かけつけるまで、何時間も心臓マッサージ、ということによくなる。

これはどういうことかというと、家族が「もう何もしないでください」と言うとき、患者さんがゆっくりゆっくり弱っていって、数日前からみんながつきそって、徐々に呼吸が弱くなり、心臓の拍動が弱くなり、みんなに看取られて、呼吸が止まる……そういう最期を想像しており、「(そういう）最期は何もしないでください」なのだ。

ドラマではみなゆっくりと弱っていき、まわりに「ありがとう」と言ってから息をひきとる。これはドラマだけの「架空の臨終」である。

そういう最期もまったくないことはないが、実際はみなある日突然、意識がなくなり、呼吸が止まりそうになり、血圧が下がる。

だが病院内でのこういう急逝は、家族の誰も「ああ、前から本人の望んでたPPKだ。いい最期だ」と思わないだろう（おそらく患者さん本人も）。

PPK運動の方々の「現実的」な希望は「元気に自分のことは自分でして、亡くなる数日前から寝込んでまもなくポックリ」であろう。そのセミPPKでも実は家族は大パニックになるのだが、これとて、現実にはきわめて難しいのだ。

●「姥捨山《うばすてやま》」にならずにすむ方法はあるか

だが、PPK願望は「子供に対する親の愛情表現の一部」とも言える。

なぜなら、ある方の言うように「親は一生、子供の応援団長！」だからだ。

応援団長が、寝たきりになって応援する相手の生活を邪魔してどうするんだ、というわけだ。何の見返りも求めない無償の親の愛。だからこそ子供に自分を介護させたくないPPK願望。

姥捨山に、老母を背負ってやってきて「おっかあ。捨てられないよ」という息子に「はよ捨てんかい」という母。

ああっ！　何のことはない。今の日本、何百年も前の「姥捨山」伝説の母子の精神状態となんら変わっていないのである。

後期高齢者制度を「姥捨て制度」とみな批判するが、自分で親の面倒を見る気がなく、介護つき老人ホームや老健施設、病院で見てもらうのが当たり前と思うのであれば、精神的には「姥捨」であろう。そしてこの言葉は、母を田舎に残している自分自身に対する自責の言葉でもある。

だが、高齢者医療の未来は、「姥捨」にならずにすむだろうか。

単純に「数」だけの問題でも多難だ。

たとえば、わたしは現在外来で糖尿病外来を担当している。糖尿病の患者さんは年々増えつづけ、七〇〇万人とも言われている。

当然、外来はパンク状態で、次の外来予約を入れようとしても六〜七週間後になり、きめこまやかな外来指導とはとうてい言いがたい。しかも患者さんの数は毎年増えつづけていく。救急で担ぎこまれてくる糖尿病患者さんの数も年々増えていく。

老人ホームで血糖値をはかってみると五〇〇だった、とあわてて病院に送りこんでくる例も多い。いや日本全国、老人ホームや老健施設、調べてないだけで糖尿病の方、実は多いんではないかと思う。

ただ、治療していても今後どうするのか。莫大な数の治療中の糖尿病患者さんが、高齢者になっていくとすれば、寝たきり、介護状態になって、食事の量がばらつくとき、糖尿病の内服はどうするのか。インスリン注射している方が介護状態になったとき、誰が注射するのか。食べられないとき、内服やインスリン注射はどうするのか。今は家族や、訪問看護師が対応しているが、どう考えても将来的にマンパワーが足りない。

考えたくはないが「糖尿病治療もいずれ崩壊する」。

で、驚いたことに、研究会で講演を聞いたり、医学誌を読んでいると、みんな自分の専門分野に関してそれぞれ「このままでは××治療は崩壊する」と思っているようなのだ。

腎臓内科の先生は、

「このまま透析患者さんの数が増えていけば、近い将来、透析治療は崩壊します」

と講演し、循環器の先生は、

「このまま、高血圧、心不全の患者が増えていけば、内服薬だけで循環器医療はパンクする」

と書き、救急の専門家は、

「今のまま、次々と高齢者が救急で担ぎこまれていては、救急医療はパンクする」

と言う。

どの分野でも高齢者医療は医療崩壊に向かって驀進中？

六〇年代にできたあるニュータウンでは、現在住民が高齢者ばかりになり、「車の運転ができなくなったら陸の孤島、そのとき病気になったらどうしたらいいのか」と問題になっているという。ニュータウンができるとき、みな四、五〇年先のことを考えなかったのだ。

だが、四〇年後どころか一〇年か、二〇年で、日本全国の団塊の世代が高齢者層に突入していく。もう時間がないのだ。

●メタボ対策は、問題を先送りするだけ

もちろん厚労省も、そのことをご存知ないはずはなく、いろいろ対策を考えてはいるようだが「臨床の現場をどう変えていくか」ではなく「莫大な老人医療費をいかに抑制するか」という観点に必死なので、われわれから見て「え？」と不思議に思う点は多い。

たとえばメタボ、生活習慣病対策。

おそらくは、中高年の生活習慣病の内服治療をできるだけ減らし、将来的には高齢者の脳梗塞、心筋梗塞を減らす、という計画なのであろう。

ある研究会で、生活習慣病関係ではとても有名な大学医学部教授K先生が、「いかに内服薬で血圧、血糖、コレステロール、中性脂肪を下げるか」を講演していた。

わたしは講演会のあとの懇親会で、直接K教授に質問してみたのである。

「先生のお考えで、すべての値で目標値を目指すとなると、厚労省の医療費抑制策どころか、逆に患者さんはみな薬漬けになるのではないですか？」

K教授の答えはこうだった。

「君は厚労省の罠にはまっている！　彼らは今現在の医療費抑制に必死で、将来のことを考えていない。たとえ今薬が増えても、将来高齢者の脳梗塞、心筋梗塞が激減すれば、ものすごい医療費軽減じゃないか！」

「……？？？」

厚労省の言いたいことは「昔の日本人は米、魚、野菜をバランスよく食べてみんな長生きしたではないですか。食生活、生活習慣を改善して、できるだけ病院、薬にたよらず長生きできるようにしましょうよ」ということではないかと思う。

しかし、厚労省の役人にしてもＫ教授にしても、高齢者医療の現場の悩みをたぶん知らない。どちらも気がついてないようだが、わたしはこう疑問に思う。

「もし、内服治療にしても、生活改善、食事療法にしても、数値を適正にすれば、年を取っても病気にならず、みな元気に長生きし、自宅で安らかに眠るように逝くことができるのだろうか？」

それは、ちょっと信じがたいことだ。老化を遅らせることはできても、止めることはできない。すなわち動脈硬化のスピードを遅らせることはできても、脳梗塞、心筋梗塞をなくすことはできないのではないか。

結局病気の発症を先延ばしするだけで、「超」高齢者の脳梗塞、心筋梗塞が増えるだけではないのか？

もしかすると厚労省もＫ教授も、「九十歳や百歳になれば、そういう病気になっても治療せず自然にまかせられる」と勘違いしているのでは？

すでに書いた「自分の親は別、の矛盾」が存在するかぎり、九十歳であろうが、百歳であろうが、家族は必死で救急車で連れてくるのだ。今でも高齢者救急で救急外来はパンクしているのに。今後は治療を受けられる超高齢者と、受けられない超高齢者ができてしまい、ふつうの高齢者を診察する余裕はないという事態になるかもしれない。

●「断わらない救急」は、現実には無理

メタボ対策だけではない。厚労省はガンによる死亡者の二〇％減を目指すという。百歩ゆずって、脳梗塞、心筋梗塞、ガンが激減したとしても、何ら問題は変わらない。脱水、肺炎の超高齢者が大量に救急外来に担ぎこまれてくることになるだろう。いや、それだけではない。転倒、骨折した高齢者も多く運ばれてくるだろう。

問題はそのあとだ。退院が決まっても、

「とても自宅では介護ができない」

と家族が引き取らない。現在でもこういう例は多く、われわれ医者の悩みだ。みな自分の親が救急で担ぎこまれて、入院部屋がなく、それが退院しない介護高齢者のためとわかれば「何で退院しないんだ！」と叫ぶはず。ここにも矛盾（自分の親は別）が見られるのがわかるだろう。

今でも、日によっては、老人ホームや老健施設から担ぎこまれてきた寝たきり高齢者たち（必ずしも救急疾患でない、発熱、食思不振、打撲なども多い）で救急外来がいっぱいにな

り、寝たきりでなくても家族が「家では心配だから連れて帰れない」と言って退院を拒み、救急の若い先生たちが困り果てているのだ。

当院は「断わらない救急」を標榜しているが、現実には一〇〇%は無理である。それは専門性（たとえば緊急心臓カテーテル手術中であれば、二人目の心筋梗塞は断わらざるを得ない）だけの問題でなく、こういう「数」の上でも無理なのだ。

当初「救急を断わるな！」と言っていた上層部の先生も、最近の会議では「ある程度セレクトしないと無理かも……」と発言されるようになった。

わたしも今回調べるまで知らなかったのだが、日本の救急車出動件数はここ数年、年間五〇〇万件を超えている。一回の搬送に四万円かかるというから、毎年二〇〇〇億円の税金が……。

だが実際、わたしの亡き父もかつて救急車で運ばれて一命を取り止めた。日本では誰でもすぐに無料で救急車が呼べる。そのシステム自体は素晴らしいのだが……。

救急、入院、治療だけではない。いろいろ対策を考えても、近い将来、寝たきり、介護の必要な人がおびただしい数になることは、目に見えている。

まさか、巷《ちまた》でうわさされているように、未来の日本は本当に「高齢者切り捨て」になるのだろうか（そのころはわたしも高齢者）。

この高齢者医療崩壊を防ぐのが「自宅介護」と「（救急車を呼ばず）自宅でのご臨終」ということになるのだろうが、自宅介護するにしても、ヘルパー、看護師、在宅往診の医者が必要である。マンパワーが絶対的に不足だし、無医村ならいざ知らず、都会ではなかなか「自宅でのご臨終」は難しい。家族は救急車を呼んでしまう。

自宅で寝たきり介護を受けていた九十代の女性が、心筋梗塞で救急車を呼び、救急車が場所を間違えて遅れたことが問題になったこともあった。そう、家族にしてみれば自宅での最期どころか、九十代の心肺停止状態でも一分でも早く救急車に来てほしい。

他人事でない。わたしにも九十七歳の介護状態の祖母がいる。

救急の現場から見れば、病気の高齢者がすべて救急外来に来ていたのでは、とても対応できない。しかしひとりの個人としては、母が祖母を介護してともに弱っていく老老介護の現実を見ていると「素人がとても自宅でいつまでも親を介護できるわけがない」と思う。

どうすればいいのか。

医者でない同級生にたずねても、

「親が元気だからピンと来ないなあ」

全国の救急出動件数および搬送人員の推移

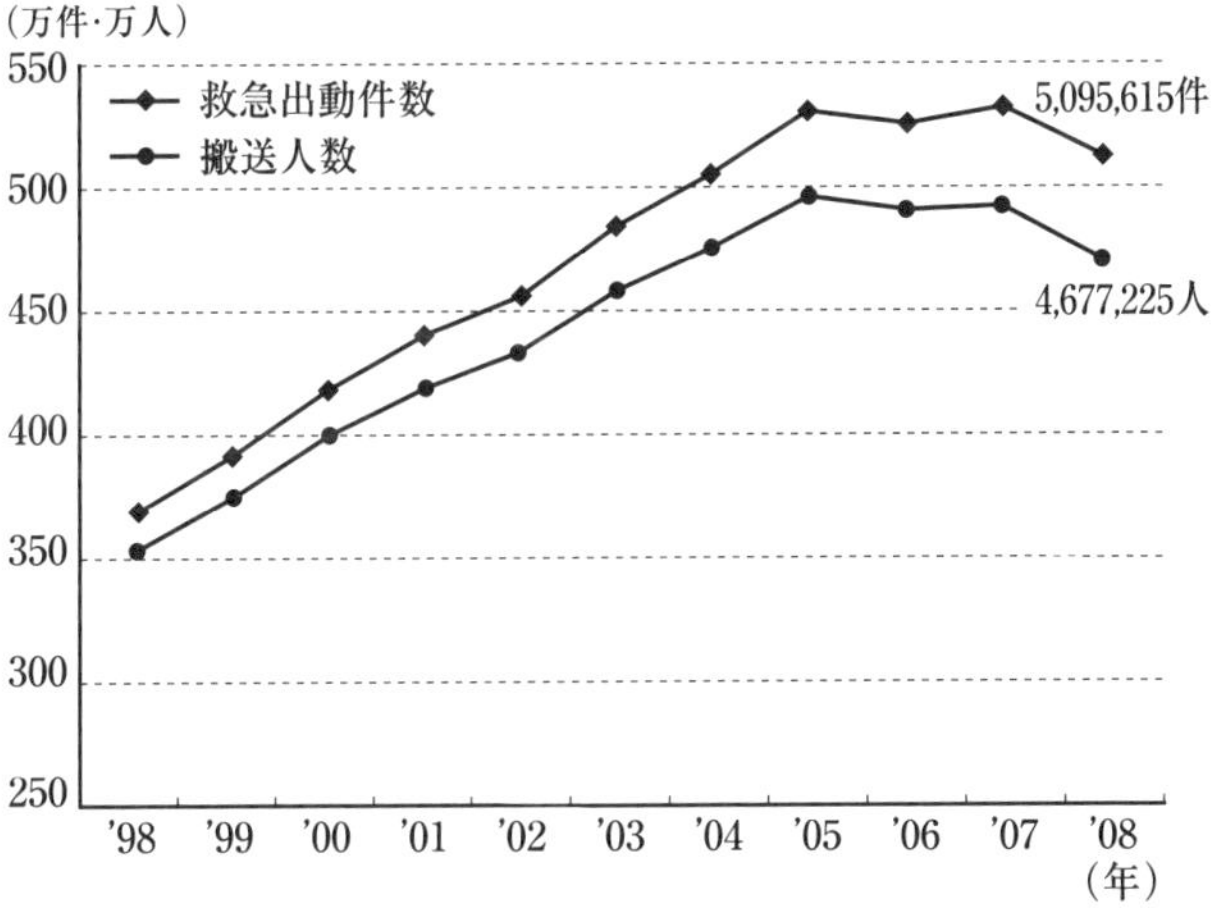

現場到着時間および病院収容時間の推移

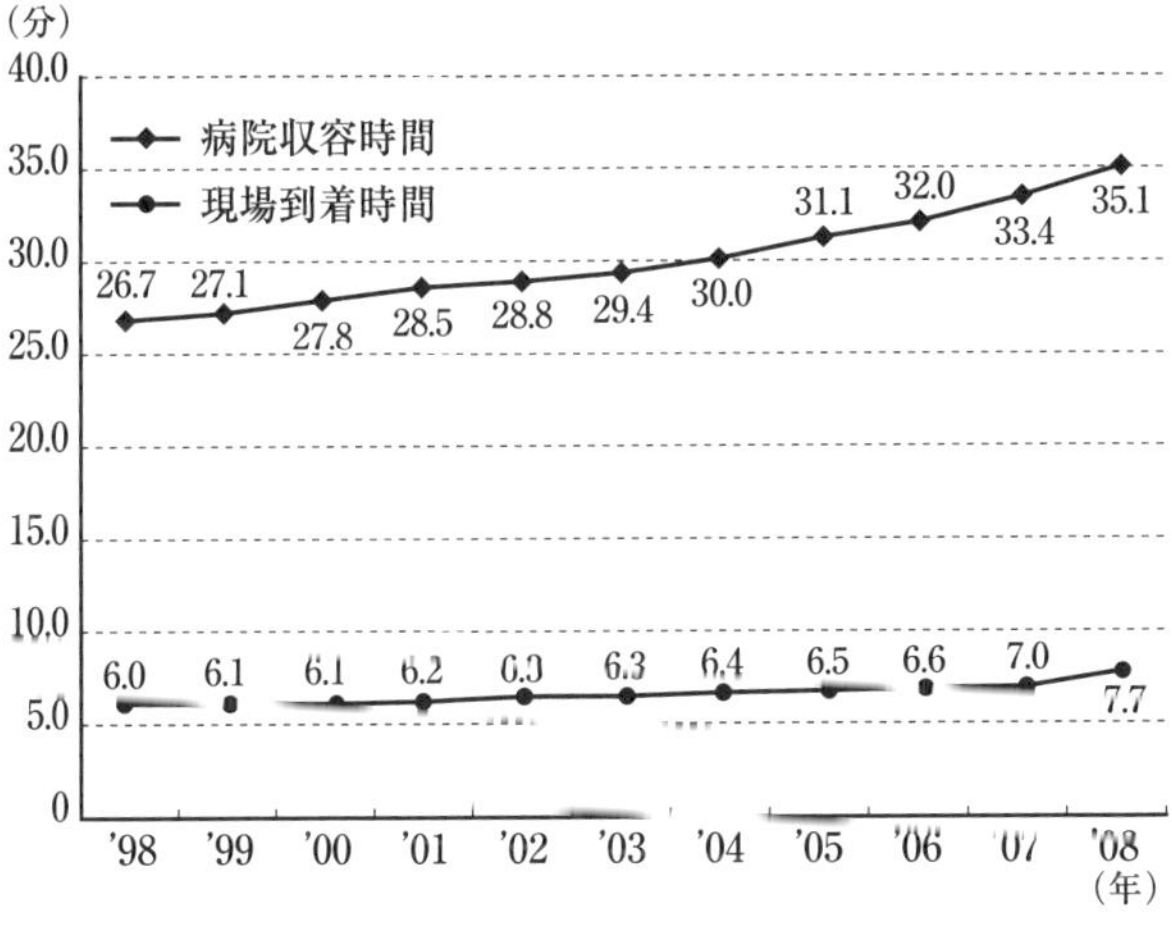

(出典:上下とも総務省消防庁「救急・救助の概要」より)

「兄弟が親の近くに住んでるからあまり考えたことないなあ」

みな、この問題を全然考えていない。ふだんシミュレーションとして親や自分の臨終は考えたくないし、また考えられないからだ。

だが、国民全員がこの問題を考える時期が来ているはずだ。

●わたしの考える医者の役割とは

最後に、わたしの考える高齢化社会における「医者のあるべき姿」を紹介しよう。言うまでもないことだが、これはわたしの個人的な考えであり、わたしの所属する病院や大学の考えを代表するものではない。

西洋医学や医者は「できるだけ人間を長生きさせる」ために今まで頑張ってきた。では「長生き」って何歳ぐらいのことだろう?

わたし個人としては「一〇〇歳まで生きたい」とは思わないが、六十代で倒れたくはない。だが、自分の祖父も父も六十代で倒れてしまっただけに、つい、

「もうおれにはあと一〇年ぐらいしか残ってないかも……」

と思ってしまうのだ。だがもし父がたとえヨボヨボでも今も生きていれば（生きていれば

八十歳だ）、わたしの人生への思いもまた違ったかもしれない。

自分の父親がもうこの世に存在すらしない、ということは大きいのだ。父は今のわたしの年齢のとき、自分の父親＝八十歳の祖父が生きており、たとえ介護状態とはいえ、自分の口で食事をし、会話もできた。父は祖父のことを「あんなふうにはなりたくない」といつも言っていたが、でもその存在は自分の心の支えになったはずだ。

と考えれば、「長生きすること」は自分の子供たちに「おれはまだ生きているぞ。おまえらもまだあと××年もあるぞ。今からでも頑張れ！」というエールになりうる。

これがわたしの考える「人間が（本人はいやかもしれないが）たとえ寝たきりになっても長生きすることの意味」のひとつだ。いくらえらい哲学者や僧侶や大学教授が「チューブ栄養で寝たきりで生きるのは真の老後ではない」などとしつこく言おうともだ。

もちろん子供のおられない方や、子供に先立たれた方には、また別の意味があるだろうが、老後そのものが「頑張れ！」という親から子へのエールのバトンといった一面は否定できないだろう。

とすれば、われわれ医者はそのバトンを渡す手助けをする職業といえる。

ただこの手助けの仕方にも多くのステージがあり、必要とされる技術も精神もそれぞれ少しずつ違う。だが、みなつい「同じ医療」と無理やり一括して語ろうとするため、多くの矛盾が生じる。

救急、急性期医療、手術。ここでは技術が最優先される。「誠意ある手術の下手な医者」など何の意味もない。まずは医者は若いころは技術を磨く。

だが、いずれは技術も体力も衰えてゆく。医者人生の精神的、肉体的ピークの時期は長くない（わたしなどもうボロボロだが、「あんたにピークのときなんてあったの？」などと妻に聞かれるぐらいだ）。

そして次のステージに気がつく。

人間の死亡率は一〇〇％だ。いわば「人生とは長い長いロスタイム・ライフ」。

技術は大事だが、患者さんの最期には、医者は技術者ではなく「ロスタイム・ライフの審判」であればいいのではないか。

そしてサッカーのロスタイムの審判には、十分な知識とある程度の実践力が必要であるのと同じように、医者の場合もしかり。

J大の有名な死生学の教授は「すべての人は必ず死ぬから、すべての医療は失敗といえる」などと書かれているが、それは断じて違う。こういうえらい方々は現場にいないから

「失敗」などという言葉を使うのだろう。「失敗」ではなく、医療の最後は「試合終了のホイッスル」なのだ。

「ああ、最後にいい審判にめぐりあえた」と思ってもらい、われわれ審判は、（人生）終了のホイッスルを吹く。

『最上の命医』では、小児の命を救えば、その先にある無限の未来の仲間や子孫たちを救い、無限の樹形図ができあがっていく、と言う。

ならば、われわれ内科医は、患者さんの人生の幕引きをその子供たちに見せて、残りの人生を有意義にしよう、という気を起こさせる「逆樹形図作り」だ（たそがれ中年医者のせいいっぱいの反撃）。

そう考えれば、末期に痛みをとってあげたり、眠らせたり、臨終の場で家族に、

「本人は全然苦しくなかったと思いますよ」

と（たとえそうでなくても）言ったりする演出も、ある程度許されるのではないかと思うのである（今の医療不信の日本ではむつかしいが）。

『ビッグ・フィッシュ』という映画では、息子が父親の最期のシーン（臨終の父親の身体を湖に浮かべると、父親は大きな魚になって、湖の中に消えていく）を創作して、臨終の父親

にそれを聞かせ、父親は満足そうに息を引き取り、また自分の子供たちにも物語として伝えていくという描写がある。

これは決してうそをついているのではない。人生とは最初から最期まで演出の連続。この息子、医者ではないが、いいロスタイムの審判かも。

さあ、われわれ医者はどうだろう。たとえば末期ガンの患者さんの場合、ある程度の余命が推測されるので、役割はこの審判に近いような気はする。

「あと半年しか生きられません」という言い方はせず、必ず「あと半年は元気に頑張れますよ！」という医者がいるそうだ。いいかんじのロスタイム宣言である。

だが現実、終末期医療の方が手記を書かれることは非常に多いが、その中で多くの人に感謝の言葉を書いても、医者に対して書くことはあまり見かけない。

実は医者はいい審判とはなれていないのか。

『ロス：タイム：ライフ』の中でも、主人公が審判に感謝の言葉をかけるのは一話ぐらいしかなかった。名審判でも黒子のような存在。これが医者の宿命か。

そういえば、「ホスピス」は、「余命を診断された患者さんに、快適で有意義な生活をおくってもらうためのもの」だから、外出ＯＫのホスピス入院や在宅ホスピスは、まさしくロスタイム・ライフそのもののはずだ。だが、日本でそれほどみながみな、喜んで受け入れているわけではない。なぜだろう。

●「病院で亡くなると腹が立つ」という悲しい現実

まあ、こんなこと書きつつ、実はわたし自身もとてもロスタイムのいい審判とは言い難い。若いころは患者さんのために何日も病院に泊まり込み、「おじいちゃんのためにここまでしてくださって、頭が下がります」と患者さんの家族に言われたこともあるので、家族にとってはいい審判のときも（たまには）あっただろうが、患者さんに対してはどうだろう。

医者になってから多くの患者さんの臨終を見てきたが、自信がない。いや、むしろ「あんたが今までわたしに何をしてくれたというんだ！」と患者さんに罵倒されたことさえある（苦い思い出だ）。

病院への泊まり込みも、今はもう体力的にできそうもない。ロスタイムの試合中に、選手のプレーについていけなくなってきた老審判になりつつある。……わたしがコートを去る日もそう遠くはないかもしれない。

最近など、患者さんのクレームを聞いていると「もう審判失格だな」と思うときもある。

若い先生たちに「あとはまかせた！」と言いたいところだが……。

若い医者たちの審判ぶりはどうだろう。

現状では審判が笛を吹いたあと、選手たちに、

「おまえが笛を吹くから試合に負けたじゃないか！」

とボコられてるようなものである。いや、冗談ではない。

本田宏《ほんだひろし》先生の著作には、臨終に際して、主治医に「土下座しろ！」と叫ぶ遺族の話が出てくる。

救急外来で亡くなれば責任を追及する。再現ドラマでは、医者を「庶民の敵」と呼ぶ。七十歳の息子が九十歳の母を前に医者に「どうしてよくならないんだ！」と叫ぶ。この、日本の現状、絶対おかしい。

これ、医者が嫌われているというだけでは説明がつかない。また、マスコミの医者叩きだけでも説明がつかない。

われわれ医者が「ロスタイム・ライフ」のよき審判になるには、やっぱりみなさん自身の「病院で亡くなると腹が立つ」死生観を変えていただかねば無理である。

●求められるのは「死を受け入れる心の準備」

すべての人間が「死は避けられない」。それに気づいたとき、人は「人生の大切さ」を知る。

だが実はこれ、言うは易《やす》く行なうは難し。

わたしの経験から言わせていただければ、家族はずっと寝たきりの父親を見て「いいロスタイム」とは全然思えないものだ。かと言って、ずっと元気で突然倒れて亡くなったら「えっ? これで終わりかよ? きのうまで元気だったのに」と「いきなりの試合終了ホイッスル」。

ずっと意識がなくて亡くなれば、「最後に声が聞きたかった」と思うし、かといって、突然亡くなれば「さっきまでしゃべってたのに!」と思うのである。

実は現代人は、どういう親の死でも受け入れる準備ができていないのだ。

「(日本の教育は) 生きる力一本槍でやってきた。(中略) しかしもうひとつ、死を受け入れる教育が必要ですと。そういう死の問題が明らかになってこそ、生きることの尊さがわかる。しかし (中略) これを教育の世界にもちこむことがタブー視されている」(『日本人の死はどこにいったのか』76ページ)

「だからこそ、突然、死という事態に直面すると、慌てふためき、どうしていいかわからなくなってしまうとも言えよう」（同251ページ）

現代の教育システムは「平等」主義。テストでもかけっこでも順位をつけない。みんなひとりひとりが「世界にひとつだけの花」。だが、平等社会は不満や嫉妬が渦巻くという。平等ではあっても公平ではないからだ。それがいいとは言わないが、自分より上位の人間と思えば、不公平でも納得できる。

医療資源もかぎりがあるかぎり、平等であっても現実に公平にはならない。現に、救急で専門医にすぐ診てもらえる場合と、そうでない場合があるだろう。それをすべて「あいつは助かったのに……」と言っていたのでは医療はパンクしてしまう。

各自の「自分（自分の家族）は、すぐ診てほしい」という欲求と、現実をどう調和させていくかであろう。

申し訳ないが、今のところわたしもどうすればいいのか、いい考えが浮かばない。

二〇〇八年のＪＡＭＡ（「米国医師会雑誌」）に驚愕の論文が掲載されたそうだ。ＩＣＵ（集中治療室）以外の入院患者にとっては、迅速対応チームを作って、臨床症状の悪化にいちはやく対応しても「院内の心肺停止率と死亡率に変化がなかった」そうなのである。この結果をどう考えればいいのだろう？　最先端の医療でも目に見えぬ「運命」には逆らえないということだろうか。

思えば医者に限らず、すべての人間が「人間はみな、老いて死ぬ」という運命に逆らいつづける。みなアンチエイジングを賞賛し、女性は老いても美しく若くあろうとし、男はハゲてもカツラをし、空手家は老いても強い達人になろうとする。

わたしは、人間の老いての死が、少しずつ睡眠時間が増えていき、それがある時間に達したとき、最後は目覚めなくなるのであればいいのに、と思うことがある。そうであれば、みなある程度臨終の予想がつき、永遠の眠りにつく前に「そろそろお別れだな」と家族にメッセージを残せる。

だから、われわれ医者も無意味に運命に逆らってるわけではない。自分の行為で重症の患者さんが一時的に回復し、家族に「ありがとう、いい人生だったよ」と言葉をかけてから逝くのであれば、十分「ロスタイムの審判」の面目躍如ではなかろうか。

医療再生に必要なのは、わたしのような凡医ではないだろうが、ドラマに出てくるような「神の手」名医でもないのだ。

最後に、ドラマ『ヴォイス』の中で、主人公がある男の子に言うセリフを紹介してしめくくろう。

「おとうさんの死を無駄にしないかどうかは、これからの君の人生次第だよ」

切りとり線

★読者のみなさまにお願い

この本をお読みになって、どんな感想をお持ちでしょうか。祥伝社のホームページから書評をお送りいただけたら、ありがたく存じます。今後の企画の参考にさせていただきます。また、次ページの原稿用紙を切り取り、左記まで郵送していただいても結構です。

お寄せいただいた書評は、ご了解のうえ新聞・雑誌などを通じて紹介させていただくこともあります。採用の場合は、特製図書カードを差しあげます。

なお、ご記入いただいたお名前、ご住所、ご連絡先等は、書評紹介の事前了解、謝礼のお届け以外の目的で利用することはありません。また、それらの情報を6カ月を超えて保管することもありません。

〒101―8701（お手紙は郵便番号だけで届きます）
祥伝社新書編集部
電話03（3265）2310
祥伝社ホームページ　http://www.shodensha.co.jp/bookreview/

★本書の購買動機（新聞名か雑誌名　あるいは○をつけてください）

＿＿＿＿新聞の広告を見て	＿＿＿＿誌の広告を見て	＿＿＿＿新聞の書評を見て	＿＿＿＿誌の書評を見て	書店で見かけて	知人のすすめで

★100字書評……「スーパー名医」が医療を壊す

名前

住所

年齢

職業

村田幸生　むらた・ゆきお

1960年高知県生まれ。神戸大学医学部卒。医学博士。神鋼病院・糖尿病代謝内科部長。臨床研修指導部長。内科研修プログラム責任者。内科学会認定内科医および指導医。糖尿病学会専門医。特例研修指導医（2005〜07年）。消化器病学会認定医（98〜08年）、動脈硬化学会会員。研修プログラム管理資格認定。健康雑誌「Shakitt」、武道雑誌「空手道」にエッセイを連載。

「スーパー名医《めいい》」が医療《いりよう》を壊《こわ》す

村田幸生《むらたゆきお》

2009年12月10日　初版第１刷発行
2011年３月15日　　第２刷発行

発行者………………竹内和芳
発行所………………祥伝社《しょうでんしゃ》
〒101-8701　東京都千代田区神田神保町3-6-5
電話　03(3265)2081（販売部）
電話　03(3265)2310（編集部）
電話　03(3265)3622（業務部）
ホームページ　http://www.shodensha.co.jp/

装丁者………………盛川和洋
印刷所………………萩原印刷
製本所………………ナショナル製本

造本には十分注意しておりますが、万一、落丁、乱丁などの不良品がありましたら、「業務部」あてにお送りください。送料小社負担にてお取り替えいたします。

Printed in Japan　ISBN978-4-396-11187-8　C0295

〈祥伝社新書〉
話題騒然のベストセラー！

042
高校生が感動した「論語」
慶應高校の人気ナンバーワンだった教師が、名物授業を再現！
元慶應高校教諭
佐久　協《やすし》

044
組織行動の「まずい!!」学
どうして失敗が繰り返されるのか
JR西日本、JAL、雪印……「まずい！」を、そのままにしておくと大変！
警察大学校主任教授
樋口晴彦

052
人は「感情」から老化する
前頭葉の若さを保つ習慣術
四〇代から始まる「感情の老化」。流行《はや》りの脳トレより、この習慣が効果的！
精神科医
和田秀樹

095
デッドライン仕事術
すべての仕事に「締切日」を入れよ
仕事の超効率化は、「残業ゼロ」宣言から始まる！
元トリンプ社長
吉越《よしこし》浩一郎

111
超訳『資本論』
貧困も、バブルも、恐慌も――、マルクスは『資本論』ですでに書いていた！
神奈川大学教授
的場昭弘

〈祥伝社新書〉
目からウロコ！　健康“新”常識

〈祥伝社新書〉
好調近刊書―ユニークな視点で斬る!―

149
台湾に生きている「日本」
建造物、橋、碑、お召し列車……。台湾人は日本統治時代の遺産を大切に保存していた!

旅行作家 片倉佳史

151
ヒトラーの経済政策 世界恐慌からの奇跡的な復興
有給休暇、ガン検診、禁煙運動、食の安全、公務員の天下り禁止……

フリーライター 武田知弘

159
都市伝説の正体 こんな話を聞いたことはありませんか
死体洗いのバイト、試着室で消えた花嫁……あの伝説はどこから来たのか?

都市伝説研究家 宇《う》佐《さ》和《わ》通《つう》

160
国道の謎
本州最北端に途中が階段という国道あり……全国一〇本の謎を追う!

国道愛好家 松波成行

161
《ヴィジュアル版》江戸城を歩く
都心に残る歴史を歩くカラーガイド。1〜2時間が目安の全12コース!

歴史研究家 黒田　涼